▶ 国家卫生和计划生育委员会"十二五"规划教材
▶ 全国高等医药教材建设研究会规划教材
▶ 全国高等学校医药学成人学历教育（专科）规划教材
▶ 供护理学专业用

护 理 心 理 学

第 3 版

主　编　曹枫林
副主编　张纪梅　曹卫洁
编　者　（以姓氏笔画为序）
　　　　厉　萍（山东大学护理学院）
　　　　杨秀木（安徽蚌埠医学院护理学系）
　　　　陈　瑜（南方医科大学护理学院）
　　　　张纪梅（厦门医学高等专科学校）
　　　　张银玲（第四军医大学护理学系）
　　　　曹卫洁（海南医学院护理学系）
　　　　曹枫林（山东大学护理学院）

U0322813

人民卫生出版社

图书在版编目（CIP）数据

护理心理学/曹枫林主编 . —3 版 . —北京：人民
卫生出版社，2013.7
ISBN 978-7-117-17483-1

Ⅰ. ①护…　Ⅱ. ①曹…　Ⅲ. ①护理学-医学心理学-
高等学校-教材　Ⅳ. ①R471

中国版本图书馆 CIP 数据核字（2013）第 135742 号

| 人卫社官网　www.pmph.com | 出版物查询，在线购书 |
| 人卫医学网　www.ipmph.com | 医学考试辅导，医学数据库服务，医学教育资源，大众健康资讯 |

护理心理学
第 3 版

主　　编：曹枫林
出版发行：人民卫生出版社（中继线 010-59780011）
地　　址：北京市朝阳区潘家园南里 19 号
邮　　编：100021
E - mail：pmph @ pmph.com
购书热线：010-59787592　010-59787584　010-65264830
印　　刷：三河市尚艺印装有限公司
经　　销：新华书店
开　　本：787×1092　1/16　　印张：11
字　　数：275 千字
版　　次：2000 年 7 月第 1 版　　2013 年 7 月第 3 版
　　　　　2016 年 2 月第 3 版第 4 次印刷（总第 33 次印刷）
标准书号：ISBN 978-7-117-17483-1/R · 17484
定　　价：23.00 元
打击盗版举报电话：010-59787491　E-mail：WQ @ pmph.com
（凡属印装质量问题请与本社市场营销中心联系退换）

全国高等学校医药学成人学历教育规划教材第三轮
修订说明

　　随着我国医疗卫生体制改革和医学教育改革的深入推进，我国高等学校医药学成人学历教育迎来了前所未有的发展和机遇，为了顺应新形势、应对新挑战和满足人才培养新要求，医药学成人学历教育的教学管理、教学内容、教学方法和考核方式等方面都展开了全方位的改革，形成了具有中国特色的教学模式。为了适应高等学校医药学成人学历教育的发展，推进高等学校医药学成人学历教育的专业课程体系及教材体系的改革和创新，探索医药学成人学历教育教材建设新模式，全国高等医药教材建设研究会、人民卫生出版社决定启动全国高等学校医药学成人学历教育规划教材第三轮的修订工作，在长达2年多的全国调研、全面总结前两轮教材建设的经验和不足的基础上，于2012年5月25～26日在北京召开了全国高等学校医药学成人学历教育教学研讨会暨第三届全国高等学校医药学成人学历教育规划教材评审委员会成立大会，就我国医药学成人学历教育的现状、特点、发展趋势以及教材修订的原则要求等重要问题进行了探讨并达成共识。2012年8月22～23日全国高等医药教材建设研究会在北京召开了第三轮全国高等学校医药学成人学历教育规划教材主编人会议，正式启动教材的修订工作。

　　本次修订和编写的特点如下：

　　1. 坚持国家级规划教材顶层设计、全程规划、全程质控和"三基、五性、三特点"的编写原则。

　　2. 教材体现了成人学历教育的专业培养目标和专业特点。坚持了医药学成人学历教育的非零起点性、学历需求性、职业需求性、模式多样性的特点，教材的编写贴近了成人学历教育的教学实际，适应了成人学历教育的社会需要，满足了成人学历教育的岗位胜任力需求，达到了教师好教、学生好学、实践好用的"三好"教材目标。

　　3. 本轮教材的修订从内容和形式上创新了教材的编写，加入"学习目标"、"学习小结"、"复习题"三个模块，提倡各教材根据其内容特点加入"问题与思考"、"理论与实践"、"相关链接"三类文本框，精心编排，突出基础知识、新知识、实用性知识的有效组合，加入案例突出临床技能的培养等。

　　本次修订医药学成人学历教育规划教材护理学专业专科教材12种，将于2013年9月陆续出版。

全国高等学校医药学成人学历教育规划教材护理学专业

（专科）教材目录

教材名称	主编	教材名称	主编
1. 内科护理学	魏秀红　赵书娥	7. 护理学导论	隋树杰
2. 外科护理学	芦桂芝	8. 基础护理学	杨立群
3. 妇产科护理学	张新宇　张秀平	9. 健康评估	桂庆军
4. 儿科护理学	张玉兰	10. 临床营养学	史琳娜
5. 护理心理学	曹枫林	11. 急危重症护理学	周会兰
6. 护理管理学	苏兰若	12. 社区护理学	涂　英

第三届全国高等学校医药学成人学历教育规划教材
评审委员会名单

前　言

护理心理学是护理学和心理学相交叉而产生的一门应用学科，是护理教育的一门重要的主干课程。其任务是运用心理学的基本理论和方法，探索护理对象的心理活动规律，解决护理工作中所涉及的各种心理学问题。

本书在坚持"三基五性"基本原则的基础上，与上版教材相比，在编写内容和编写形式上进行了创新。在内容上，根据学科发展的需要和最新的研究成果，将新理论、新方法编入其中。在编写形式上，每章前设置学习目标，每章末设置学习小结和复习题，首尾呼应，便于学生复习和掌握主要知识点；在每章中设置相关链接，介绍经典的心理学实验、最新研究进展等，拓宽学生的知识面，同时增强教材内容的趣味性。

全书共分为十一章，分别是绪论、心理学基础知识、心理发展与心理健康、心理应激、心身疾病、异常心理、心理评估、心理干预、患者心理、心理护理、护士心理健康与维护。第一章和第四章由曹枫林编写，第二章由陈瑜编写，第三章由杨秀木编写，第五章和第十一章由曹卫洁编写，第六章和第九章由厉萍编写，第七章和第八章由张纪梅编写，第十章由张银玲编写。

本书主要读者是我国护理学成人学历专科教育的学生，也可供护理专业教师和临床护理工作者使用和参考。

本书在编写过程中得到了各编者所在院校和单位的大力支持，在此表示衷心的感谢。本书参编人员均具有丰富的教学经验和严谨的治学态度，但由于时间仓促和本人水平所限，疏漏和错误之处在所难免，敬请读者和同行提出宝贵意见。

曹枫林

2013 年 6 月

目　录

目　　录

第 一 章
绪 论

学习目标 ▶▶

掌握：
1. 护理心理学的概念。
2. 护理心理学的研究任务。
熟悉：
1. 护理心理学的研究方法。
2. 护理心理学相关的心理学理论。
了解：
护理心理学发展概况。

临床护理实践中存在许多复杂的心理学问题，如患者的心理反应、心理干预等，为解决护理工作中的各类心理行为问题，将心理学知识、原理和方法运用于护理领域，就形成了一门应用学科——护理心理学。

第一节 概 述

一、护理心理学的概念

护理心理学是研究护理对象和护理人员的心理活动发生、发展及其变化规律的学科，是护理学和心理学相交叉而产生的一门应用学科。

护理心理学既是护理学的分支，也是心理学的分支。从护理学分支来看，护理心理学研究护理学中的心理行为问题，例如，各类患者的心理特点及心理行为变化规律、护士的职业心理素质等；从心理学的分支来看，护理心理学研究如何把心理学的系统知识和技术应用于护理学各方面，例如，在临床护理工作中如何有效应用心理学理论和技术对患者实施心理干预等。护理心理学作为一门新兴的应用学科，对提高护理质量，推动护理学的进步和发展起着重要的作用。

二、护理心理学的研究对象和任务

护理心理学的研究对象包括护理对象和护理人员两大部分，其中护理对象包括患有各种疾病的患者、健康受到威胁的亚健康状态的人和健康人。护理心理学的主要目的是研究如何运用心理学的理论、方法和技术，来解决护理学中的心理问题。护理心理学的主要研究任务包括以下几方面：

1. 研究心身交互作用对健康的影响　护理心理学不仅要深入研究人们的心理活动对躯体生理活动的影响，从而揭示疾病与心理因素之间的内在联系，还要探讨人在患病之后所引起的各种心理反应。护理人员只有认识和掌握其中的规律，才能自觉地采取适当的措施进行心理护理。

2. 研究患者的心理特点　护理心理学的另一项重要任务是研究各类患者的一般心理特点和特殊心理表现，以及疾病过程中的心理行为变化规律。

3. 研究评估与干预患者心理活动的理论与技术　护理心理学不仅要研究患者的心理活动规律，还要在此基础上进一步探讨评估与干预患者心理活动的理论与技术，如心理评估、心理护理的理论和技术等。

4. 研究护理人员的职业心理素质　护理人员从事的是一项崇高的职业，她们通过实施护理服务为患者减轻疾苦。要做好这项工作，就要求护理人员必须具备良好的职业心理素质，如敏锐的观察力、准确的记忆力、积极而稳定的情绪等。因此，护理人员的职业心理素质也是护理心理学研究的一项内容。

三、护理心理学的发展概况

（一）国外护理心理学发展概况

1. 心理学融入护理实践，强调心身统一　自 20 世纪 50、60 年代美国学者提出护理程序的概念之后，护理学获得了革命性的发展。1973 年恩格尔（G. L. Engel）提出的生物-心理-社会医学模式进一步强化了以病人为中心的全新护理观念。以病人为中心的整体护理思想带来了护理实践领域的一系列变化，集中表现在：①护理工作的主动性增加，从被动的疾病护理转变为运用护理程序为病人实施生理、心理、社会及文化的整体护理；②护理工作除了执行医嘱和各项护理技术操作之外，更多的侧重对人的关注，进一步认识到心理、社会和文化因素对患者病情转归和健康的影响，从而帮助患者最大限度地达到生理与心理新的平衡与适应；③护士的角色不仅仅是病人的照顾者，更多的是担当病人的教育者、咨询者和病人健康的管理者；④病人有机会参与对其治疗和护理方案的决策。

为了提高护理专业人员适应人类健康事业发展的能力，一些发达国家和地区在逐步普及高等护理教育的同时，根据现代护理人才的培养目标，对护理专业教育的课程设置及人才的知识结构进行了大幅度的调整，特别强调护理人员应具备丰富的包括心理学在内的人文社会学科知识。在课程设置中增加了心理学课程的比重，例如，美国四年制专科护理教育的课程体制中平均有近百学时的心理学课程内容，包括普通心理学、生理心理学、社会心理学、变态心理学、临床心理学等。教学中特别强调护患关系及治疗性沟通对患者心身康复的重要性及护士的沟通技能训练。

总之，国外护理心理学主张：把疾病与病人视为一个整体；把"生物学的病人"与"社会心理学的病人"视为一个整体；把病人与社会及其生存的整个外环境视为一个整体；把病人从入院到出院视为一个整体。

2. 应用心理疗法开展临床心理护理 将心理疗法应用于临床心理护理实践，成为国外护理心理学研究的一个重要特点。应用于临床心理护理的心理疗法有认知行为疗法、音乐疗法、放松疗法等。在应用心理疗法进行心理护理的过程中，国外还特别强调效果评价，许多研究采用心理评定量表评估实际效果。

3. 开展量性和质性研究 运用量性研究探讨病人和护士的心理特点、心理干预策略和心理护理效果，是国外护理心理学研究的主要方法。此外，质性研究也越来越广泛地应用于心理护理理论与实践研究中，其研究方法是以参与观察、无结构访谈或结构访谈来收集病人资料。分析方式以归纳法为主，强调研究过程中护士的自身体验。这些研究的开展提高了护理心理学的科学性和实践价值，对学科发展起到了极大的推动作用。

（二）国内护理心理学发展概况

1. 学科建设日趋成熟和完善 自 1981 年我国学者刘素珍撰文提出"应当建立和研究护理心理学"以来，我国护理心理学的研究逐步深入，其科学性以及在临床护理工作中的重要性得到人们的普遍接受和认可，并引起学术界及卫生管理部门的高度重视。1991 年人民卫生出版社出版的高等医学院校教材《医学心理学》，将护理心理学归为医学心理学的一个分支学科，1996 年经有关专家学者讨论正式命名为《护理心理学》，并被列为"九五"国家重点教材，由此护理心理学在我国成为一门独立的学科。护理心理学作为一门具有心理学本质属性，应用于护理实践领域的新兴独立学科，随着人类健康观的发展，在进一步确定学科发展目标、构建独特理论体系和实践应用模式的过程中逐渐走向成熟。

20 世纪 80 年代初期，责任制护理的引入和实施对我国护理教育的发展产生了深刻影响，护理教育中逐步增加了护理心理学内容，并由最初的知识讲座很快过渡为系统讲授的必修课程。同时，国内各种不同类型的研讨会、学习班的举办，各护理期刊开设心理护理栏目，刊登具有指导意义的学术文章，《护理心理学》教材及学术专著陆续出版等，为护理心理学的普及和专业教学提供了基本保障。经过多年教学、临床实践和专题研究，一支心理学理论扎实、临床实践经验丰富、学术水平较高的教学专业人才队伍已初步形成。1995 年 11 月，中国心理卫生协会护理心理学专业委员会在北京成立，护理心理学领域有了国内最高层次的学术机构，也标志着我国护理心理学的学科建设步入了新的历史发展时期。

2. 科研活动广泛开展 随着医学模式的转变，临床护理已由单纯的疾病护理转变为身心整体护理，护理心理学的地位和作用日益突出。广大临床护士积极开展心理护理的应用研究，探索病人的心理活动共性规律和个性特征的各类研究设计，取代了既往千篇一律的经验总结。前瞻性研究逐渐增多，对心理护理措施、心理评估体系以及护士人才选拔和培养的研究也得到了进一步重视和加强。心理评定量表在临床护理中的应用是目前护理心理学研究的另一热点。用客观量化替代主观评价并借此作为制定干预对策的依据，关注干预质量与效果，已成为我国临床心理护理的一个发展方向。

3. 临床心理护理突出个性心理特征 不同气质、性格的病人对疾病承受能力、反应方式及在病房里的表现不同，疾病的心理活动规律也有极大差异。临床心理护理中强调根据患者的个性心理特征，对千差万别的个体实施有针对性的个性化护理。

第二节 护理心理学的常用研究方法

一、观察研究法

（一）概念

观察研究法是指研究者通过感官或借助一定的科学仪器，在一定时间内，有目的、有计划地考察和描述客观对象并收集研究资料的一种方法。作为科学研究史上最原始、应用最广泛的方法，观察法是从事任何研究都不可缺少的。

（二）分类

1. 依据研究情境的不同 观察法可分为自然观察法和控制观察法。自然观察法是指在自然情境中对研究对象的行为进行直接观察、记录、分析，解释某些行为变化的规律。控制观察法是在研究者预先设置的情境中对研究对象进行观察研究。

2. 根据研究目的和要求的不同 观察法可分为以下几种：①连续性观察：指对同一对象的同一问题所进行的持续的、多次反复的观察。这种方式多用于对患者个性化心理问题的研究。如针对某位因患急性心肌梗死而住进重症监护病房的患者，要了解其病情变化是否与情绪波动有关，就必须对该患者的情绪状态与病情发展的关系进行持续、反复的观察，才可能获得比较可靠的结论。②轮换性观察：指对同一问题进行观察研究时，需变换几次甚至几十次对象施以反复观察。这种方式比较适用于对患者心理状态的一些共性问题的研究。例如，想了解某一类疾病患者的一般心理特点，仅通过观察一个患者的心理反应很难得出正确结论，必须分别对患此类疾病的不同患者的心理活动进行轮番观察，才可能归纳出他们因患有某种疾病而产生的共性的心理问题。③隐蔽性观察：指研究者的观察活动需在被研究者不知情的状况下进行，力求使被研究者的心理活动在自然情境中真实流露。这种观察方式既适用于对患者共性心理问题的研究，也适用于对患者个别心理问题的研究。观察若在室内进行，一般需设置里明外暗的观察室，研究者可通过单向"观察窗"，对研究对象的言行作详细观察而不被研究者察觉。如果观察性研究在室外展开，研究者可通过扮演"假被试"，与那些"真被试"打成一片，在掩盖其真实身份的情况下亲身参与其中，以获得较可靠的结果。在运用隐蔽性观察法进行研究时，研究者需要特别注意所涉及的伦理学问题。

（三）观察研究法的基本原则

1. 重复性原则 由于时间因素的影响，仅根据 1~2 次观察即做出结论，难免有很大的偶然性。只有多次反复地观察，才有助于发现研究对象心理活动的稳定性特征，使所得结果具有代表性。

2. 主题性原则 是指在每一次具体观察研究的过程中，只能确定一个观察主题，观察一种行为，以避免观察指标设置太多，造成彼此干扰，无法得到准确的研究结论。如观察病室环境（物理环境）对患者情绪状态的影响，研究者除了必须把物理环境与社会心理环境严格区分，还要进一步对物理环境中的噪声、通风、采光条件、病室布置等各种观察指标加以区别。

3. 真实性原则 该原则充分体现在隐蔽性观察的研究方式中。隐蔽性观察的目的是为了防止被试的心理活动出现某些假象，比如被试的"迎合"心理或"逆反"心理。如果被试了解研究者的意图，当他们产生"迎合"心理时，就会主动配合研究者，有意表现出符合研究者主观愿望的心理活动；当他们发生"逆反"心理时，则可能一反常态地表达自己的心理反应。因此，上述两种情况，都是被试以假象掩饰真实心理状态的结果，都会使收集的资料失去意义。

二、调查研究法

（一）概念

调查研究法是指研究者以所研究的问题为范围，预先拟就一些题目，让被试根据自己的意愿选择作答，再对其结果进行统计分析的一种方法。这种研究方法比较简便、可行，调查所得结果可提供一定参考价值，在社会心理学等领域被广泛采用。对护理心理学研究而言，在分析患者心理需要、了解患者心理特点等问题时，通常可采用调查研究法。

（二）调查研究法的主要方式

调查研究法一般可采用两种方式进行，一种是问卷调查，多用于短时间内大范围人群的资料收集；另一种是访谈调查，一般采用面对面的个体访谈形式，由调查者按被调查者所述做好记录。

（三）调查研究法的注意事项

1. 精心策划 进行调查前必须精心设计调查表，力求就某范围的调查获得较大的信息量，以便在资料分析时得到更多有价值的结果。信息量小的调查问卷往往易导致片面的结论。

2. 确保真实 为确保调查结果的真实性，调查问卷一般可采用无记名方式收集资料，以打消被调查者的答卷顾虑。访谈调查时，则需要调查者积极营造一个和谐、宽松的谈话氛围。必要时，调查者还可以向被调查者做出替他保守个人隐私的承诺，以便被调查者能无拘无束地坦露心迹。

3. 科学抽样 调查研究的成败，主要取决于所抽样本的代表性，故调查研究法又称为抽样调查。随机抽样是可以增强调查结果代表性的常用方法。

4. 通俗易懂 调查者在自行设计问卷时，应注重文字表达上的言简意赅和通俗易懂。同时还应考虑如何方便作答，尽量选用"是非法"、"选择法"的答题方式供被调查者使用，以便他们能在比较轻松的状态下顺利地完成调查问卷。

三、实验研究法

（一）概念

实验研究的方法是指在观察和调查的基础上，对研究对象的某些变量进行操纵或控制，创设一定的情境，以探求心理现象的原因、发展规律的研究方法。与其他研究方法相比，实验法被公认为是最严谨的方法。

（二）分类

实验研究具体包括实验室实验、实地实验、模拟实验三种。不同学科的学术研究，对三种实验法的使用也各有侧重，护理心理学常用的实验研究是后两种。

1. 实验室实验 是在实验室内的研究，能够比较容易地控制影响实验结果的混杂因素，便于有计划地操纵自变量的变化，观察因变量随之改变的情形，以分析和研究其中的规律。

实验室实验是自然科学研究和社会科学研究都采用的一种方法。护理心理学实验研究的内容，既有自然科学的，也有社会科学的。如研究患者的情绪状态与机体免疫机制的交互影响，可主要采用自然科学的实验研究方式；而研究语言暗示对患者情绪调节作用的问题，则可着重于社会科学的实验研究方式。实验室实验的优点在于研究的控制条件严格，可排除许多干扰因素，能获得说服力较强的研究结果。

2. 实地实验 又可称为现场实验，是将实验法延伸到社会的实际生活情境中进行研究的一种方法。与实验室实验的不同之处在于，它是在现场（自然）情况下控制条件进行的实验。从对控制实验的干扰因素来看，实地实验虽不及实验室实验那么便利，但它具有更接近真实生活、研究范围更加广泛、实验结果易于推广等优点，因此，在社会心理学、管理心理学等领域的科学研究中被广泛采用。实地实验也是护理心理学研究的常用方法之一。如研究"住院患者心理状态与疾病的发展及转归的关系"这类问题时，显然难以进入实验室开展实验，只能以病房为现场来开展实地研究。

3. 模拟实验 是指由研究者根据研究需要，人为地设计出某种模拟真实社会情境的实验场所，间接地探求人们在特定情境下心理活动发生及变化规律的一种研究方法。如研究者可设计一些模拟的护患交往情境，请有关人员扮演患者，以观察护士的人际沟通能力，进而深入了解一些共性化问题。模拟情境虽是人为设计的，但对被试而言，只要他们未察觉自己置身于人为情境，所产生的心理反应实际上也与实地实验相近，基本是真实的、可信的。因此，模拟实验情境应尽可能地做到逼真，不被被试所识破，以求得到最接近真实的可靠结果。

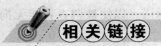 相关链接

模拟监狱实验

为了研究人及环境因素对个体的影响程度，心理学家津巴多（P. Zimbado）设计了一个模拟监狱的实验。实验地点设在斯坦福大学心理系的地下室中，参加者是男性志愿者。他们中的一半随机指派为"看守"，另一半指派为"犯人"。实验者发给"看守"制服和哨子，并训练他们推行一套"监狱"的规则。而"犯人"则要穿上品质低劣的囚衣，并被关在牢房内。

所有的参加者包括实验者，仅花了一天的时间就完全进入了角色。看守们开始变得十分粗鲁，充满敌意，他们还想出多种对付犯人的酷刑和体罚方法。犯人们垮了下来，要么变得无动于衷，要么开始了积极的反抗。用津巴多的话来说，在那里"现实和错觉之间产生了混淆，角色扮演与自我认同也产生了混淆"。

尽管实验原先设计要进行两周，但它不得不提前停止。"因为我们所看到的一切令人胆战心惊。大多数人的确变成了'犯人'和'看守'，不再能够清楚地区分角色扮演还是真正的自我。"

这个颇受争议的模拟实验表明，一个简单假设的角色可以很快进入个人的社会现实中，他们从中获得自我认同，无法从他们扮演的角色中分清自己的真实身份。

第三节 护理心理学相关的心理学理论

一、精神分析理论

精神分析理论又称心理动力理论，19世纪末由奥地利维也纳的精神病医生弗洛伊德（S. Freud）创立。

（一）精神分析理论的主要内容

1. 精神分析的心理结构 弗洛伊德把人的心理活动分为意识（conscious）、潜意识（unconscious）和前意识（preconscious）三个层次。

（1）意识：与语言（即信号系统）有关，是心理活动中与现实联系的那部分，能被自我意识所知觉。它是人们当前能够注意到的那一部分心理活动，如感知觉、情绪、意志、思维等，以及可以清晰感知的外界的各种刺激等。意识保持个体对环境和自我状态的感知，对人的适应有重要的作用。

（2）潜意识：又称为无意识，是指个体无法直接感知到的那一部分心理活动，主要包括不被外部现实、道德理智所接受的各种本能冲动、需求和欲望，或明显导致精神痛苦的过去事件。无意识虽然不被意识所知觉，但是，它是整个心理活动中最具动力性的部分。

（3）前意识：介于前两者之间，主要包括目前未被注意到或不在意识之中，但通过自己集中注意或经过他人的提醒又能被带到意识区域的心理活动和过程。

精神分析理论认为，人的各种心理、行为并非完全是由个体的意志决定的，而是被无意识的欲望、冲动等决定的。被压抑到无意识中的各种欲望或观念，如果不能被允许进入到意识中，就会以各种变相的方式出现，表现为心理、行为或躯体的各种病态。

2. 精神分析的人格理论 人格是由本我（id）、自我（ego）和超我（superego）三部分构成。

（1）本我：存在于无意识深处，是人格中最原始的部分，代表人们生物性的本能冲动，主要包括性本能和攻击本能，其中性本能或称为libido（欲力或性力）对人格发展尤为重要。本我具有要求即刻被满足的倾向，遵循着"快乐原则"（pleasure principle）。

（2）自我：大部分存在于意识中，小部分是无意识的。自我是人格结构中最为重要的部分，自我的发育及功能决定着个体心理健康的水平。一方面，自我的动力来自本我，是本我的各种本能、冲动和欲望得以实现的承担者；另一方面，它又是在超我的要求下，要顺应外在的现实环境，采取社会所允许的方式指导行为，保护个体的安全。自我遵循着"现实原则"（reality principle），调节和控制本我的活动。

（3）超我：类似于良心、良知、理性等含义，大部分属于意识的。超我是在长期社会生活过程中，由社会规范、道德观念等内化而成，是人格中最具理性的部分。超我的特点是能按照社会法律、规范、伦理、习俗来辨明是非，分清善恶，因而能对个人的动机行为进行监督管制，使人格达到社会要求的完善程度。超我按"至善原则"（principle of ideal）行事。

弗洛伊德认为人格是在企图满足无意识的本能欲望和努力争取符合社会道德标准两者长期冲突的相互作用中发展和形成的。即"自我"在"本我"和"超我"中间起协调作用，使两者之间保持平衡，如果两者之间的矛盾冲突达到"自我"无法调节时，就会产生各种精神障碍和病态行为。

弗洛伊德强调个人早期生活经验对人格发展的影响。他认为一个人的人格形成要经过五个时期：从出生到一岁半左右称为口腔期，主要从口腔部位的刺激中得到快感；一岁半至两岁时称为肛门期，从自身控制大小便中得到快感；三岁至五岁时称为性器期，开始注意两性之间的差别；六岁至十二岁时称为潜伏期，儿童的性力从自己的身体转移到外界的各种活动，因此称为潜伏期；之后到青春期时称为生殖期。弗洛伊德认为，在每一个时期都可能发生人格三部分的冲突，解决得不好就可能产生人格障碍或心理疾病。

（二）精神分析理论的意义

精神分析理论是最早的系统解释人类心理及行为的心理学体系，它既可以解释正常人的心理活动，又可以解释异常的心理现象，对理解人类的精神现象及规律有重要的贡献。精神分析治疗也是 20 世纪三大心理治疗流派之一，目前仍用于临床治疗。

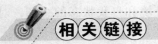

相关链接

弗洛伊德（Sigmund Freud 1856—1939）

奥地利精神科、神经科医生，心理学家，精神分析学派的创始人。1856 年 5 月 6 日出生于摩拉维亚犹太商人之家，是其父母八个子女中的长子。他 4 岁时随家人迁居维也纳。17 岁考入维也纳大学医学院，1881 年获医学博士学位。后开业行医，终生从事精神病的临床治疗工作。在探寻精神病病源方面，弗洛伊德抛弃了当时占主流的生理病因说，逐步走向了心理病因说，创立了精神分析学说，认为精神病起源于心理内部动机的冲突。1886 年与马莎·伯莱斯结婚，育有三男三女，女儿 Anna Freud 后来也成为著名的心理学家。主要著作有：《梦的解析》、《性学三论》、《心理分析导论》、《文明及其缺陷》。

二、行为主义理论

美国心理学家华生（J. B. Watson）创建了行为主义心理学，也称行为学派。俄国生理学家巴甫洛夫（I. P. Pavlov）、美国心理学家斯金纳（B. F. Skinner）和班杜拉（A. Bandura）等进一步完善了行为学习理论。

（一）行为的概念

行为（behavior）一词在心理学中有狭义和广义两种含义。

1. 狭义的行为　早期行为学派认为，"行为"指个体活动中可以直接观察的部分。只有行为才是可以直接观察并进行科学研究的对象，而人的心理和所谓隐藏在内心的欲望、驱力，以及主观体验、意识、心理冲突，都无法直接进行观察和了解，是不能进行科学研究的。

2. 广义的行为　新行为主义学派通过大量的研究，扩大了人们对行为含义的理解。将"行为"界定为个体内在的和外在的各种形式的运动，其中包括主观体验、意识等心理活动和内脏活动。

（二）经典条件反射

1. 经典条件反射实验　20世纪初，巴甫洛夫用食物刺激使狗的口腔产生唾液分泌反应，食物作为非条件刺激（unconditioned stimulus，UCS）所引起唾液分泌的反射过程称为非条件反射（unconditioned reflex，UR）。

当食物（非条件刺激）与唾液分泌无关的中性刺激（如铃声）总是同时出现（强化），经过一定时间结合以后，铃声成为食物的信号，转化为条件刺激（conditioned stimulus，CS）。此时，铃声引起唾液分泌的反射过程称为条件反射（conditioned reflex，CR）。条件反射是在非条件反射的基础上经过学习而获得的习得性行为，是大脑皮质建立的暂时神经联系。这种条件反射过程不受个体随意操作和控制，属于反应性的行为，也称为经典条件作用（classical conditioning）。

2. 经典条件反射的特点

（1）强化（reinforcement）：是指环境刺激对个体的行为反应产生促进过程。如果两者结合的次数越多，条件反射形成就越巩固。例如，经常上医院打针的儿童就容易对注射器产生条件反射性恐惧和害怕的反应。

（2）泛化（generalization）：是反复强化的结果。不仅条件刺激（CS）本身能够引起条件反射，而且某些与之相近似的刺激也可引起条件反射的效果，其主要机制是大脑皮质内兴奋过程的扩散。长期打针的儿童，不仅看到注射器会产生条件反射性恐惧，而且看到穿白大衣的人也会出现害怕反应。

（3）消退（extinction）：是指非条件刺激（UCS）长期不与条件刺激（CS）结合，已经建立起来的条件反射消失的现象。儿童如果很长时间没有生病打针，对注射器的恐惧就可能逐渐消失。

（三）操作条件反射

1. 操作条件反射实验　斯金纳在实验箱内安装了杠杆，按压杠杆可以从旁边盒子里掉出食物。在实验中，老鼠在饥饿的刺激（S）下会产生一系列行为反应（如乱窜、乱咬、压杠杆……），但只有当其中的一种行为反应即按压杠杆动作（R）出现时，才会立即获得食物刺激（S）的结果，这种食物刺激（S）的结果对老鼠按压杠杆的行为（R）起一种强化作用。经过多次以后，形成了条件反射，老鼠逐渐学会一到箱子里，就主动按压杠杆这一取食行为。行为后出现的刺激结果对行为本身产生强化称为奖励（reward），这种刺激结果，被称为奖励物。

在回避操作条件（avoidance conditioning）的实验中，如果动物受到电击（S），就会产生一系列的行为反应（如乱窜、乱咬、回避……），但只有回避动作（R）这种行为反应出现时，才可获得取消电击的结果（S）。因此，取消电击的结果（S）对回避行为（R）产生了强化作用，使动物学会了回避行为。

斯金纳的实验表明：如果行为反应R（如压杠杆行为或回避行为）出现后总能获得某种刺激结果S（食物刺激或撤销电击），则个体就可以逐渐学会对行为反应R的操作，这就是操作条件作用（operant conditioning）。由于操作条件反射是借助对工具操作的学习而形成，也称为工具操作条件作用（instrumental conditioning）。

2. 操作条件反射的类型　根据操作条件反射中个体行为之后的刺激性质以及行为变化规律的不同，将操作条件反射分为以下几种情况：

（1）正强化（positive reinforcement）：指个体行为的结果导致了积极刺激增加，从而使该行为增强。如食物奖励使老鼠按压杠杆的行为增加就属于一种正强化。

（2）负强化（negative reinforcement）：指个体行为的结果导致了消极刺激减少，从而使该行为增强。如老鼠的回避条件反射实验结果。

（3）消退（extinction）：指行为的结果导致了积极刺激减少，从而使行为反应减弱。例如，学生做了好事，受到老师表扬和同学的关注（属积极刺激），会使这种行为得到加强。但如果大家熟视无睹，就可能会使积极刺激水平下降，导致这种行为逐渐减少。

（4）惩罚（punishment）：指行为的结果导致了消极刺激增加，从而使行为反应减弱。例如，厌恶疗法中在个体出现不良行为时，立即给予电击等痛苦的刺激，可使酗酒等不良行为逐渐减少。

（四）内脏操作条件反射

1967 年米勒（N. E. Miller）进行了内脏学习实验，证实了内脏反应也可以通过操作性学习加以改变。他的实验也称为内脏操作条件反射。

在内脏学习实验中，米勒用给予食物强化的方式，对动物的某一种内脏反应行为例如心率的下降（R）进行奖励（S），经过这种选择性的定向训练之后，动物逐渐学会了"操作"这种内脏行为，使心率下降。米勒采用实验的方法还分别使动物学会了在一定程度内"操作"心率的增加、血压的升高或下降、肠道蠕动的增加或减弱等反应。

（五）示范作用

示范作用（modeling）属于社会学习理论，由班杜拉创立。该理论认为，通过对具体榜样行为活动的观察和模仿，可以使人学会一种新的行为类型。例如，某孩子在幼儿园吃完饭后，主动把椅子摆放整齐，其他小朋友观察了他的表现，也学习他的样子，吃完饭后把椅子摆放好。

影响示范作用的因素很多，一般来说，地位高、敌对的、攻击性行为最容易被模仿，受奖行为比受罚行为更易被模仿。

（六）行为学习理论的意义

行为学习理论的贡献在于：从理论上提出人类除少数天生具有的本能行为（非条件反射）外，绝大多数行为都是通过经典条件反射、操作条件反射、内脏操作条件反射和社会观察学习四种机制而习得的。它的临床实践意义在于：①提出"错误学习"是各种心理障碍的病因之一；②用行为矫治的方法可治疗各种心理疾患、变态行为，如系统脱敏疗法、暴露疗法、生物反馈疗法等。

三、人本主义理论

美国心理学家罗杰斯（C. R. Rogers）和马斯洛（A. H. Maslow）创立了人本主义理论。

（一）人本主义理论的主要内容

1. 马斯洛的需要层次理论　该理论认为：①需要是分层次的，由低到高依次是生理需要、安全需要、社交需要、尊重需要和自我实现需要；②需要能够影响行为，但只有未满足的需要能够影响行为，满足了的需要不能成为激励工具；③当人的某一级的需要得到最低限度满足后，才会追求高一级的需要，如此逐级上升，成为推动继续努力的内在动力。

2. 罗杰斯的自我理论　罗杰斯认为，刚出生的婴儿并没有自我的概念，随着与他人、环境的相互作用，开始慢慢地把"我"与非"我"区分开来。当最初的自我概念形成之后，人的自我实现趋向开始激活，在自我实现这一股动力的驱动下，儿童在环境中进行各种尝试活动并产生出大量的经验。通过机体自动的估价过程，有些经验会使他感到满足、愉快，有些则相反；满足愉快的经验会使儿童寻求保持、再现，不满足、不愉快的经验会促使儿童回避。

在孩子寻求积极的经验中，有一种是受他人的关怀而产生的体验，还有一种是受到他人尊重而产生的体验，但这些完全取决于他人，因为他人（包括父母）是根据儿童的行为是否符合其价值标准而决定是否给予尊重，所以他人的关怀与尊重是有条件的，这些条件体现着父母和社会的价值观，罗杰斯称这种条件为价值条件。儿童不断通过自己的行为体验到这些价值条件，会不自觉地将这些本属于父母或他人的价值观念内化，变成自我结构的一部分。渐渐儿童被迫放弃按自身机体估价过程去评价经验，成为用自我中内化了的社会的价值规范去评价经验。这样儿童的自我和经验之间就发生了异化，当经验与自我之间存在冲突时，个体就会预感到自我受到威胁，因而产生焦虑。预感到经验与自我不一致时，个体会运用一定的防御机制（如歪曲、否认、选择性知觉）来对经验进行加工，使之在意识水平上达到与自我相一致。如果防御成功，个体就不会出现适应障碍，若防御失败就会出现心理适应障碍。

罗杰斯的以人为中心的治疗目标是将原本内化而成的自我部分去除掉，找回属于他自己的思想情感和行为模式，用罗杰斯的话说"变回自己"，"从面具后面走出来"，只有这样的人才能充分发挥个人的功能。

（二）人本主义理论的意义

人本主义理论不赞成精神分析学派把人看成本能的牺牲品，认为人的行为是非理性的过程所决定的，道德与善行是非自然的悲观看法。同时，它也反对行为主义把人视为"巨大的白鼠"，排斥道德、伦理和价值观念的机器人心理学。人本主义理论的贡献在于重视人的需要和自我实现，强调人的本性是善的，本质是向上的，强调研究正常人的心理。人本主义心理疗法强调咨询关系的建立及重要性；相信人有充分的潜力并自我实现；发展了来访者中心疗法；用来访者代替患者，增强了对来访者的尊重。

四、认　知　理　论

（一）认知理论的主要内容

认知理论产生于认知心理学，它不是由一个心理学家所独创，而是由许多心理学家共同努力发展起来的理论，兴起于 20 世纪 60 年代。认知理论的出发点在于确认思想和信念是情绪状态和行为表现的原因。每当人们有一种想法、信念或内心对话，并信以为真的时候，就会伴随出现相应的情绪体验和行为变化。

1. 艾里斯（A. Ellis）的 ABC 理论　A 代表诱发事件（activating events，A），是指当事人所遭遇的当前事件。B 代表当事人在遇到诱发事件之后相应而生的信念（beliefs，B），即其对这一事件的看法、解释和评价。C 代表在 A 发生之后，当事人出现的认知、情绪和行为，即在特定情境下，当事人的情绪及行为的结果（consequence，C）。通常认为，激发事件 A 直接引起反应 C，事实上并非如此，在 A 与 C 之间有 B 的中介作用，A 对于个体的意义或是否引起反应受 B 的影响，即受人们的认知态度，信念决定。人天生具有歪曲现实的倾向，造成问题的不是事件，而是人们对事件的判断和解释。

ABC 理论后来又进一步发展，增加了 D 和 E 两个部分，D（disputing）指对非理性信念的干预和抵制；E（effect）指以有效的理性信念或适当的情感行为替代非理性信念、异常的情感和行为。D 和 E 是影响 ABC 的重要因素，对异常行为的转归起着重要的作用，是对 ABC 理论的重要补充。艾里斯的理性情绪疗法就是促使患者认识自己不合理的信念以及这些信念的不良情绪后果，通过修正这些潜在的非理性信念，最终获得理性的生活哲学。

2. 贝克（A. T. Beck）的情绪障碍认知理论 贝克认为各种生活事件导致情绪和行为反应时要经过个体的认知中介。情绪和行为不是由事件直接引起的，而是经由个体接受、评价、赋予事件以意义才产生的。情绪障碍和行为障碍与适应不良的认知有关。贝克提出了情绪障碍的认知模型，该模型包含两个层次，即浅层的负性自动想法和深层的功能失调性假设或图式。贝克还归纳了认知过程中常见认知歪曲的 5 种形式，即任意的推断、选择性概括、过度引申、夸大或缩小和"全或无"思维。贝克在情绪障碍认知模型的基础上，进一步发展成一套认知治疗技术，旨在改变患者的认知，取得了明显的成功。

（二）认知理论的意义

认知理论为有关人类情绪和行为问题的产生提供了理论解释，对于指导个体心理发展和心理健康的保持具有积极意义。在认知理论基础上形成的多种认知治疗以及结合行为治疗方法的认知行为治疗模式，是目前最重要的心理干预方法之一。

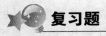 学习小结

　　本章主要介绍护理心理学的概念、研究对象与任务、发展概况，以及护理心理学的研究方法、相关的心理学理论等方面的内容。护理心理学是研究护理对象和护理人员的心理活动发生、发展及其变化规律的学科。护理心理学的研究对象包括护理对象和护理人员两大部分。护理心理学的研究方法包括观察研究法、调查研究法、实验研究法。护理心理学相关的心理学理论包括精神分析理论、行为主义理论、人本主义理论和认知理论。

（曹枫林）

复习题

1. 护理心理学的概念是什么？
2. 护理心理学的研究任务有哪些？
3. 护理心理学相关的心理学理论有哪些？

第 二 章

心理学基础知识

学习目标

掌握：

1. 概念：心理学、感觉、知觉、记忆、思维、注意、情绪情感、人格、气质与性格。
2. 心理现象、心理过程的内涵；心理的实质。
3. 感觉、知觉特性；记忆的分类；遗忘的规律；影响问题解决的因素。
4. 情绪情感的区别、分类；情绪的调节方法。
5. 人格结构；人格形成的影响因素；需要层次理论；动机冲突；气质与性格的关系；气质的分类。

熟悉：

1. 感觉、知觉的分类；记忆的过程；思维的分类及基本过程。
2. 情绪理论；情绪与健康的关系。
3. 意志的概念与特征。
4. 人格的特点；能力发展与能力差异；性格的类型。

了解：

1. 心理的发生发展过程。
2. 注意的种类。

心理学是一门古老而又年轻的科学，1879 年，德国生理学家冯特（Wilhelm Wundt）在莱比锡大学建立了世界上第一个心理实验室，标志着科学心理学的开端。从本章起，我们将从心理学基础知识学起，逐步走进心理学，领悟它奇妙的科学魅力。

第一节　心理现象与心理实质

一、心理现象

心理学（psychology）是一门研究心理现象发生、发展及变化规律的科学。心理现象是心理活动的表现形式，包括心理过程和人格两个方面。

（一）心理过程

心理过程（mental process）是指心理活动发生、发展的过程，也就是人脑对客观现实的反映过程。心理过程着重探讨人的心理的共同性。

心理过程包括认知过程（cognitive process）、情绪情感过程（feeling process）及意志过程（will process），即常说的知、情、意。认知过程是指人脑接受外界输入的信息，经过头脑的加工处理，转换成内在的心理活动，进而支配人的行为的过程；情绪情感过程是人在认知输入信息的基础上所产生的满意、不满意、喜爱、厌恶等主观体验的过程；意志过程是推动人的活动，并维持这些行为的内部动力。这三个过程既互相区别又互相联系，构成统一的整体。认知过程是最基本的心理活动，情绪情感过程和意志过程都是在认知过程的基础上产生和发展起来的；同时，情绪情感和意志活动又促进了人的认知过程。

（二）人格

个体具有独特倾向性的总和即是人格（personality）。人格由三方面组成，即人格倾向性、人格心理特征和自我意识。人格倾向性包括需要、动机、兴趣和信念等，是人对客观世界的态度和行为的内部动力。人格心理特征包括能力、气质和性格，是一个人稳定的、本质的内在特征。自我意识即人对自身的一种意识，由自我认识、自我体验和自我调控等组成，是一种自我调节系统。初生的婴儿没有自我意识，自我意识的产生和发展过程是一个人不断社会化的过程，也是人格形成的过程。

心理现象的两个方面互相制约、密不可分，一个人的人格是在心理过程的基础上形成和表现出来的；另一方面，人格也影响着一个人的心理过程。心理现象结构见图2-1。

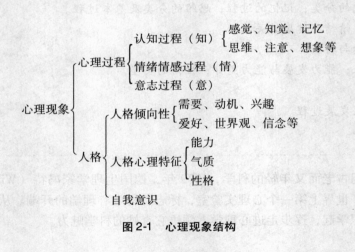

图2-1　心理现象结构

二、心理的实质

从古至今，人类一直在探索心理是怎样产生、发展和变化的。大量的事实及科学研究证明：心理是脑的功能，是脑对客观现实主观能动的反映。

（一）心理是脑的功能

心理功能产生于脑，并与脑的一定部位有关，也可代偿。神经心理学研究表明，动物进化到出现神经组织时，就能产生最简单的心理活动，如感觉；进化到脑的出现并随着脑的发达，心理活动也趋向于高级和复杂。生理学家研究发现，心理功能同生理功能一样，与脑的某一特定部位相关，如语言运动中枢位于左脑额叶前中央回下方，听觉语言中枢位于左脑颞上回后部，书写中枢位于左脑额叶额中回后部，阅读中枢位于左脑顶叶下部角回等。临床观察也发现，大脑左右两半球的心理功能不同，任一部位的脑损伤，在导致生理功能发生变化的同时，也引发心理功能发生变化。

早期的医学往往通过研究脑损伤或脑疾病病人的人格、行为、感觉和能力的改变来了解脑的有关功能。如：著名的菲尼亚斯·盖奇（Phineas Gage）案例引导人们深入思考和研究大脑与人的心理之间的联系；神经学科学家保罗·布洛卡（Paul Broca）通过研究失语症病人，发现大脑左前部的布洛卡区。

当今，生物心理学家已经不必揭开头骨就可以研究大脑功能，如利用脑电图仪测量和分析大脑产生的电活动；利用功能性磁共振成像技术（fMRI）直观地观察到人在进行各种心理活动时，大脑各部位的活跃情况；利用正电子发射断层扫描技术（PET）更为详细地呈现心理活动时大脑不同区域的活跃程度。随着科学技术的进步和研究的深入，人类对于大脑及其心理活动功能的认识将会更加深入。

（二）心理是脑对客观现实的反映

心理不是脑凭空产生的，周围客观现实刺激人的各个感觉器官，经由神经传入人脑，才能产生心理现象。心理现象是即时发生的和过往经历的客观现实在头脑中的映象，一切的心理活动都是大脑对客观现实的反映。有人把大脑比做一个加工厂，客观现实比作加工厂的原材料，加工厂如果没有原料就无法生产出任何产品，大脑离开了客观事物的刺激作用，也不能产生心理现象。客观现实是人心理的源泉和内容，人的一切心理现象都是对客观现实的反映。就感觉而言，人具备了眼、耳、鼻和舌等感觉器官和大脑的感觉中枢，具备了产生感觉的主观条件，但看到什么、听到什么、闻到什么、尝到什么，取决于外部环境中的具体事物。即使是梦中稀奇古怪的情景，也是大脑对来源于客观世界中的材料加工而成的。

（三）人的心理的主体性

对同一客观刺激，不同的人反应不一定相同，有时还会有很大的差异。例如，同看一本书，同看一场电影，同上一堂课，各人所接受的内容和观点就可能不同。同是一棵树，农民、木匠和植物学家对它的反应也会不同。人对客观现实的反应，总是受他所积累的个人经验和人格特征所制约，带有个人独特的色彩。因此心理带有明显的主观烙印。

人对客观现实的反应并不像照镜子那样消极、被动，而是一种积极、能动的反应。人们可以根据自己的需要和兴趣，有选择地进行反应；透过现象发现本质，能对事物之间的关系和发展规律做出反应；还能通过意志的作用，随时纠正错误的反应，支配行动、克服困难、改造世界。

人的心理也受到社会性的制约。一个人在社会关系中的地位影响其心理活动的内容。高度复杂的社会需求导致人的心理有高度复杂的主观能动性。人的心理活动会随着社会生活条件和社会关系的变化而不断发展变化，并通过行为来适应或者改变社会性制约的客观条件。

第二节 心 理 过 程

一、认 知 过 程

认知过程是人们认识客观事物的过程，即是对信息进行加工处理的过程，由感觉、知觉、记忆、思维和注意等认知要素构成。

（一）感知觉

1. 感觉

（1）概念：感觉（sensation）是人脑对直接作用于感觉器官的客观事物个别属性的反映。一切较高级的心理活动都在感觉的基础上产生，感觉是人们认识客观世界的基础。

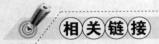

相关链接

感觉剥夺试验

1954 年，加拿大心理学家首先进行了"感觉剥夺"试验，试验中要求被试安静地躺在试验室的一张舒服的床上，戴上半透明的护目镜，使其难以产生视觉；用空气调节器发出的单调声音限制其听觉；手臂戴上纸筒套袖和手套，腿脚用夹板固定，限制其触觉。试验开始，被试还能安静地睡着；但稍后，被试开始失眠，不耐烦，急切地寻找刺激，他们唱歌，打口哨，自言自语，用两支手套相互敲打，或用它去探索这间小屋。在实验室连续待了三四天后，被试产生了许多病理心理现象：错觉、幻觉；注意力涣散，思维迟钝；紧张、焦虑、恐惧等，实验后需数日方能恢复正常。试验中，被试每天可得20美元报酬。但即使这样，也难以让他们按试验要求在试验室中继续坚持。该试验说明，外界的刺激对维持人的正常生存十分必要。

（2）分类：根据刺激来自有机体外部还是内部，可将感觉分为外部感觉和内部感觉。①外部感觉：感受来自外部世界的刺激和作用，反映外部客观事物的个别属性，其感受器位于身体表面或接近于身体的表面，包括视觉、听觉、嗅觉、味觉和皮肤感觉等；②内部感觉：感受身体位置和运动及内脏的不同状态，反映机体运动和内脏器官状态的信息，其感受器位于身体的内部器官和组织内，包括运动觉、平衡觉和内脏感觉等。

（3）感受性与感觉阈限：机体对刺激的感觉能力的大小称感受性。感受性的大小用感觉阈限的大小来度量。要引起感觉，刺激必须达到一定的量，这种刚刚能引起感觉的刺激量就称为绝对感觉阈限。绝对感受性指刚刚能够觉察出最小刺激量的能力。要引起一个感觉变化，刺激必须增加或减少到一定数量，能觉察出两个刺激的最小差别量称为差别阈限。对两个刺激最小差别量的感觉能力，称差别感受性。

（4）感觉的特性

1）感觉适应：由于刺激物对感受器的持续作用而使感受性发生变化的现象。适应可引起感受性的提高，也可引起感受性的降低。如，热水洗浴不久就不觉得烫，厚重的衣服久穿在身就不觉得重。嗅觉的适应速度也比较快，如，"入芝兰之室久而不闻其香，入鲍鱼之肆久而不闻其臭"；听觉的适应不大明显；痛觉则很难适应，这具有重要的生物学意义。

2）感觉对比：同一感受器接受不同的刺激而使感受性发生变化的现象，包括同时对比和先后对比。如，同一个灰色纸片放在黑色背景上显得亮，放在白色背景上则显得较暗，此为同时对比现象。吃水果时，先吃酸的橙再吃甜的苹果，会觉得苹果更甜，此为先后对比现象。

3）感觉后像：当刺激停止作用以后，感觉并不立即消失，还能保持一个极短的时间，这种暂时保留下来的感觉印象叫做后像。视觉后像表现得最为明显。如，手术室医护人员的工作服多采用浅绿色，就是利用了视觉后像原理，以缓解手术中医护人员的视觉疲劳。

4）联觉：当某种感官受到刺激时出现另一感官的感觉和表象称为联觉。如，红、橙、黄等类似阳光或者火焰的颜色，使人有温暖的感觉，被称为暖色；青、蓝、绿等与海水、蓝天、森林的颜色相似，使人有清凉的感觉，被称为冷色。不同的颜色还可以引起不同的心理效应，如蓝色使人镇静，常用作医院病房墙壁的颜色；淡蓝色有凉爽的感觉，对高热患者有好处等。

5）感觉补偿：指某感觉系统的功能丧失后由其他感觉系统的功能来弥补。如，盲人失去了视觉功能，其听觉、触摸觉较常人更敏锐，能通过声音辨别附近的建筑物、地形，通过触摸觉阅读盲文等。

2. 知觉

（1）概念：知觉（perception）是人脑对直接作用于感觉器官的客观事物整体属性的反映。

感觉和知觉既有区别又有联系，两者都是客观事物直接作用于感觉器官产生的。感觉是对客观事物个别属性的反映，知觉是多种感觉器官协同活动，是对客观事物整体属性的反映。感觉是知觉的基础，没有感觉对事物个别属性的反映，人们就不可能获得对事物整体的反映。知觉不是感觉成分的简单相加，需要借助个体的知识经验，对感觉信息进行组织和解释，形成更高阶段的认识。

（2）分类：根据知觉的对象，可分为空间知觉、时间知觉和运动知觉。

空间知觉指对物体的形状、大小、深度、方位等空间特性的反映。上下台阶、穿越马路、驾驶汽车等，均需依靠空间知觉的判断。

时间知觉指对客观事物延续性、顺序性和周期性的反映。人的时间知觉与当时的情绪、态度、身心状态以及从事的活动性质有关。如，久病卧床的病人往往会产生"度日如年"的感觉。

运动知觉指对物体在空间位置移动的反映。参与运动知觉的有视觉、动觉、平衡觉等，其中视觉起重要作用。

（3）知觉的特性

1）知觉的选择性：在知觉过程中，人们可根据自己的需要选择知觉对象。这种有选择地知觉外界事物的特性称为知觉的选择性。被选择出来的部分即知觉的对象，其他部分叫背景。知觉的对象和背景不是固定不变的，而是相对的，在一定条件下两者可以互相转换。见图 2-2。

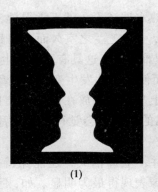
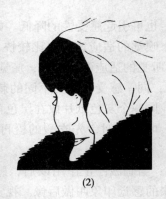

(1)　　　　　　　　　　　　　　　　　(2)

图2-2　知觉的选择性

2）知觉的整体性：人在过去经验的基础上，把事物的各个部分、各种属性结合起来，知觉成为一个整体的特性。这是因为事物的各个部分和属性分别作用于人的感觉器官，它们之间就形成了固定的联系。过去经验的累积使人能在大脑中把这种联系保存下来，当客观事物作用于人的感觉器官时，人脑会对来自感觉器官的信息进行加工处理，利用已有的经验对缺失的部分加以整合补充，从而把事物知觉为一个整体。见图2-3。

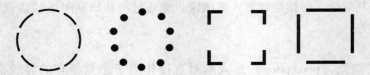

图2-3　知觉的整体性

3）知觉的理解性：指在知觉外界事物时，人们用过去的经验对其加以解释，力图赋予知觉对象一定的意义，称为知觉的理解性。人的知识经验不同，知觉的理解性也不同。见图2-4，图2-5。

A,B,C,D,E,F
10,11,12,13,14

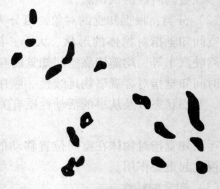

图2-4　知觉的理解性　　　　　　　　　　图2-5　知觉的理解性

4）知觉的恒常性：当客观条件在一定范围内变化时，知觉映象在相当程度上仍保持其稳定不变的现象。如，对物体形状的知觉不因它在视网膜上投影的变化而变化，称为形状恒常性。在不同的光线下，同一个物体反射到人眼中的光有很大的变化，但它们的颜色看起来好像没有变，这是颜色恒常性。见图2-6。

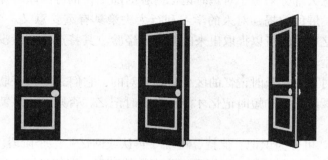

图2-6 知觉的恒常性

3. 感知觉与护理 从护理的角度分析，感知觉的敏锐性会影响护理工作的效果。感觉敏锐的护士可以及时闻到异常气味、察觉病人神色的细微变化，进而发现病情变化；护士可以根据病人的病情，设计相应的护理环境，增加病人的满意度。如，利用冷暖色调产生的联觉设计病房。

（二）记忆

1. 概念 记忆（memory）是过去经历过的事物在人脑中的反映。从信息加工的观点来看，记忆就是人脑对所输入的信息进行编码、储存和提取的过程。

2. 记忆的分类

（1）按记忆内容，可分为形象记忆、逻辑记忆、情绪记忆和运动记忆。

形象记忆是以感知过的事物的具体形象为内容的记忆。如对面容、声音、气味等的记忆。

逻辑记忆是以概念、判断、推理等过程为内容的记忆。学生学习医用数学、医用化学时，很多用到逻辑记忆。

情绪记忆是以个体体验过的情绪或情感为内容的记忆。"一朝被蛇咬，十年怕井绳"就是情绪记忆。

动作记忆是以人们操作过的动作为内容的记忆。基础护理操作属于动作记忆。

（2）按记忆时间，可分为瞬时记忆、短时记忆和长时记忆。

瞬时记忆也叫感觉记忆、感觉登记，是指刺激物停止作用以后，它的映像在头脑中持续一瞬间的记忆。其特点之一是储存时间极短，一般为0.25～2秒。如果这些信息及时被加工，则进入短时记忆，否则就会被遗忘；特点之二是容量较大。一般来讲，凡是进入感觉通道的信息都可以被登记。

短时记忆也称操作记忆或工作记忆，是保持在1分钟以内的记忆。除重要信息外，一般信息很快消失，如获得需要的电话号码后，立刻能根据记忆拨打电话，但事过之后，则可能就记不清了。其特点之一是储存时间很短，如果不复述，很快就会遗忘。如果进行加工处理，就会转入长时记忆；特点之二是容量有限，一般为7±2个组块。所谓组块是指一个熟悉的单元，如具有意义关联的一些汉字、词语、名称等。如，数字191419391945，对不留意的许多人而言，它是12个组块，而对熟悉战争历史的人，可能只有3个组块，因为1914、1939、1945分别是两次世界大战开始和"二战"结束的年份。

长时记忆也称永久记忆，是指信息储存超过 1 分钟以上直到多年，甚至保持终生的记忆。长时记忆的信息大部分来源于对短时记忆内容的加工，也可因印象深刻一次获得，是个体积累经验和心理发展的前提，对人的学习和行为决策具有重要意义。个体对社会的适应，主要就是靠长时记忆中随时可以提取出来的知识和经验。其特点是容量没有限度，保持时间从 1 分钟以上到终生。

瞬时记忆、短时记忆和长时记忆的区分只是相对的，它们之间相互联系、相互影响。任何信息都必须经过瞬时记忆和短时记忆才能转入长时记忆，否则，信息就不可能长时间地存储在大脑中。

3. 记忆的过程　可分为识记、保持、再现（再认或回忆）三个阶段。

（1）识记：是通过反复感知，识别和记住事物的过程，即信息输入的过程，是记忆的初始环节。

根据有无明确的目的和努力程度，可将识记分为无意识记和有意识记：①无意识记：没有明确目的，不需要意志努力而形成的识记；②有意识记：有明确目的，需要意志努力而形成的识记。

根据是否理解识记的内容，可将识记分为机械识记和意义识记：①机械识记：依靠机械地重复进行的识记；②意义识记：在理解的基础上进行的识记。

（2）保持：识记过的事物在大脑中积累、加工、储存和巩固的过程。保持是识记和再现的中间环节，也是记忆的中心环节，在记忆过程中有着重要的作用。识记材料的保持是一个动态变化的过程，这种变化既会表现在质的方面，也会表现在量的方面，而记忆保持内容的最大变化就是遗忘。

（3）再现：是记忆过程的最后一个环节，记忆好坏是通过再现表现出来的。它有两种基本形式，即再认和回忆。经历过的事物再度出现时能够确认叫做再认；经历过的事物不在眼前而在脑中重现叫做回忆。

4. 遗忘（forgetting）　是对识记过的事物不能再认或回忆，或是错误的再认或回忆。与保持相反的过程就是遗忘。遗忘的规律体现在以下几个方面：

（1）时间规律：德国心理学家艾宾浩斯（H. Ebbinghalls）最先研究了遗忘的规律，并绘制出了著名的"艾宾浩斯遗忘曲线"，该曲线揭示了遗忘"先快后慢"的时间规律，见图2-7。艾宾浩斯遗忘曲线图中，纵轴表示学习中记住的知识数量，横轴表示时间（天数），曲线表示记忆量变化的规律。研究发现，遗忘在学习之后立即开始，而且遗忘的进程并不均匀。最初遗忘速度很快，以后逐渐缓慢。他认为"保持和遗忘是时间的函数"。该曲线对学习研究界已产生重大影响。

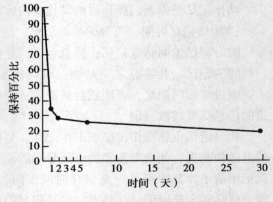

图2-7　艾宾浩斯遗忘曲线

（2）材料的性质：一般来说，以形象、动作、情绪为内容的记忆保持时间较长，遗忘较慢；以语词、逻辑为内容的记忆，遗忘得较快。

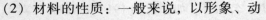

（3）学习程度：学习程度分为低度学习（识记尚未达到成诵的标准）、中度学习（识记后恰能成诵）和过度学习（识记超过恰能成诵的程度）。在一定程度内，学习程度越高，保持效果越好；当过度学习程度达到150%时，保持效果最好。

（4）遗忘与位置的关系：中间材料容易遗忘，开头与结尾的内容容易记忆，这是因为前面识记的内容对后面识记的内容有抑制作用，称前摄抑制；后面识记的内容可影响前面识记内容的记忆效果，称倒摄抑制。

（5）对所识记内容的骨架支柱不容易遗忘，细微末节容易遗忘。

5. 记忆与护理　护士要具有良好的记忆品质，通过识记疾病护理常规、药理知识、护理操作等，为病人提供可靠、准确的护理服务；记忆病人的诊断、治疗内容，在病人病情变化时才能迅速回忆和联系。此外，对精神疾患、老年痴呆等有记忆障碍的病人，工作中要特别注意记忆力障碍对他们的影响，并提供相应的护理服务。

（三）思维

1. 概念　思维（thinking）是人脑对客观事物间接的概括的反映，即人们对感性材料进行分析和综合、做出判断、进行推理的认识活动过程。思维具有间接性和概括性两个主要特点。

（1）间接性：是指人们通过已有经验或借助一定的媒介对客观事物进行间接的认识。如，医护人员根据病人主诉"转移性右下腹痛"，间接推测病人是否患有阑尾炎。

（2）概括性：是指人们对同一类事物的本质和规律的认识。可表现为两个方面：第一，反映一类事物共同本质的属性；第二，反映事物的内部联系和规律。如，护士通过对同种疾病多个病人的护理，概括总结出某种疾病的最佳护理措施。

2. 思维的分类

（1）按思维的水平及凭借物分类：可分为动作思维、形象思维和抽象思维。

动作思维又称实践思维，即思维依赖实际操作解决具体的问题。如，护士在处理病人液体滴入不畅的问题时，一边做调整针头角度、挤压输液管等动作一边思考，找出故障的原因，从而排除故障。这样一步步通过实际动作，运用已有的知识经验发现问题、解决问题的思维，就是动作思维。

形象思维即依赖具体形象和头脑中的已有表象解决问题。如，护士为病人创造优美舒适的病室环境时，首先头脑中构思许多布局图像，在实施中边观察边调整，离不开形象思维。

抽象思维又称理性思维，主要是通过概念、判断、推理等形式，能动地反映客观世界的认识过程。如，护士运用逻辑思维对护理对象进行护理评估与诊断，制定护理计划，拟出护理措施与评价方法，就是将医学、护理学、心理学、健康教育学等知识结合思考的逻辑思维过程。

（2）按思维探索答案的方向不同分类：可分为聚合思维和发散思维。

聚合思维又称集中思维、求同思维，即把问题提供的各种信息聚合起来得出一个正确答案的思维。

发散思维又称求异思维、逆向思维，是依据已有的信息向不同方向扩散，去探索符合条件的多样性答案的思维。如：复杂病例讨论时，提出的可能性越多，对病例的认识就越全面。

（3）按解决问题的态度分类：可分为习惯性思维和创造性思维。

习惯性思维又称常规思维、惰性思维，是运用已有的知识经验解决问题的程序化思维，较规范且节约时间。

创造性思维指在思维过程中产生新颖、独特、有创见、具有社会价值的思维。创造性思维是在一般思维的基础上发展起来的，是后天培养与训练的结果，是智力水平高度发展的表现。

3. 思维的过程 可分为分析与综合、比较与分类、抽象与概括等过程。

（1）分析与综合：分析是把客观事物的整体分解为各个要素、各个部分，各个属性，然后逐个分别加以考察，从而认识其本质的思维方法。综合是把客观事物的各个要素、各个部分分别考察后的认识联结起来，然后从整体上加以考察的思维方法。如，学习人体的各个系统后，将其结合起来，搞清楚各系统间的相互关系，形成对人体的整体认识。

（2）分类和比较：分类是在比较的基础上，根据研究对象的共性和特性将若干现象区分为不同种类的思维方法。如，将发热分类为稽留热、弛张热、间歇热。比较是认识对象间的相同点或差异的逻辑方法。要区分事物，就要进行比较。通过比较鉴别可以找出事物的独有特征。如，稽留热和弛张热是两种高热类型，前者温差一日之内不超过1℃，后者则在1℃以上。

（3）抽象和概括：抽象是抽出事物的一般、共同、本质的属性与特征，舍弃非本质特征的思维过程。如苹果、香蕉、梨、葡萄等，它们共同的特性是带有甜味的植物果实，故将这一类果实称为水果。概括是把同类事物的本质特征加以综合并推广到同类其他事物上，使之普遍化的过程。如，护士通过护理实践得出结论——"长期卧床患者容易发生压疮、营养不良等并发症"，并将此结论推广到昏迷、截瘫等各类长期卧床患者护理中去，这种思维过程就是概括。

4. 问题解决的思维过程 所谓问题解决（problem solving），是由一定情境引起的，有特定目的，需要运用各种认知活动、技能等解决问题的过程。问题解决的思维过程包括四个阶段：发现和提出问题、分析问题、提出假设、检验假设。

（1）发现和提出问题：问题解决首先必须发现和提出问题，只有善于发现问题又能抓住问题的核心，才能正确地解决问题。

（2）分析问题：即寻找问题的主要矛盾，分析问题的原因和性质，找出问题的关键。分析越透彻越有利于解决问题。分析问题很大程度取决于个体的知识经验，知识经验越丰富，在分析问题时就越容易抓住问题的实质。

（3）提出假设：是解决问题的关键，即提出解决问题的方案、策略，确定解决问题的原则、方法和途径。提出假设需要从分析当前问题出发，并依靠已有的知识经验。

（4）检验假设：通过直接实践（直接检验法）或智力活动（间接检验法）来检验假设是否正确，是解决问题的最后一步。通过检验，如果假设正确，问题便得以解决；如果假设错误，那么需要寻找新的解决方案，重新提出假设。

5. 思维与护理 科学的护理行为要以科学的思维作为前提，护理质量的优劣既取决于护士本人的经验、知识和技术，也取决于护士的临床思维水平。临床思维过程体现在解决问题的活动中，对病人的病情变化进行陈述、推理、分析原因、解释现象，学会用临床思维的理论指导实践工作，会帮助护士避免工作差错的发生。因此，临床护士要注重提高临床思维能力、评判性思维能力和创新思维能力。此外，护士还要注意观察病人的思维特点，对于有思维障碍的病人，护士要给予特殊关注和护理。

（四）注意

1. 概念　注意（attention）是人的心理活动对一定对象的指向和集中。指向性和集中性是注意的两大特性。所谓指向是心理活动有选择性地针对某一事物；所谓集中是指心理活动深入到所选择的事物中去。

注意是心理活动的一种积极状态，能使心理活动具有一定的方向，并且能够清晰地反映周围现实中某一特定的对象，离开其余的对象。注意本身不是一种独立的心理过程，而是伴随感知、记忆、思维等心理过程的一种心理状态，贯穿于心理活动的始终。

2. 注意的分类　根据注意有无目的性和意志努力的程度，可把注意分为无意注意、有意注意和有意后注意。

（1）无意注意：也称不随意注意，指事先没有预定的目的，也不需要意志努力的注意。如，在安静的病房里，突然有一病人发出大声呼叫，病房里的人都会把目光投向呼叫的病人，看发生了什么，这就是无意注意。

（2）有意注意：又称随意注意，指有预定目的，需要意志努力而产生的注意。有意注意是一种主动地、服从一定活动任务的注意，它受个体的意识调节和支配。如，学生有学好护理心理学的主动意识，尽管在学习中遇到难懂的问题或枯燥的理论，但他们仍能做到聚精会神地听课、深入细致地思考，这就是有意注意。

（3）有意后注意：人们一般先要通过一定的意志努力才能把自己的注意保持在某项工作上，经过一段时间后，对这项工作逐渐熟悉或发生了兴趣，就可以不需要意志努力而保持注意，但这时的注意仍然是自觉的、有目的的，只是不再需要意志努力，这一现象称为有意后注意。

3. 衡量注意力的标准　可以从以下几个方面衡量个体注意力的好坏。

（1）注意的广度：也叫注意的范围，指在单位时间内注意到事物的数量。注意的广度会受到知觉对象的空间排列、个体的知识经验、任务的难度等因素的影响。

（2）注意的稳定性：指注意集中于某一事物所持续的时间，是保证顺利完成某项活动所必需的重要因素。注意稳定并不意味着注意总是指向同一对象，而是指注意的总方向和总任务不变，但注意的对象和行动可以有所变化。如，护士进行病人评估时，既要听病人自述，又要察看病人外显症状，还要记录病情，但所有这些活动都服从于评估这一项总任务。

（3）注意的分配：指同时进行两种或两种以上活动时，将注意指向不同的对象。如，学生上课时一边听讲、一边记笔记；歌手自弹自唱，边歌边舞。注意的分配是有条件的，首先，同时进行的两种活动其中一种必须是熟练的；其次，几种活动之间必须具有紧密的联系。否则，注意的分配就比较困难。

（4）注意的转移：指根据任务的要求，主动把注意从一个对象转移到另一个对象上。如，根据教学内容的变化，护生从注意内科护理学转到注意护理心理学上来。注意的转移与分散不同，前者是有目的、主动地进行；后者则是无目的、被动地进行。

4. 注意与护理　护士应具有良好的注意品质，在护理工作中保持高度的注意力，做到不分心，同时处理好注意稳定、分配、转移的关系，工作中能既对整个科室的病人都注意关注，又能将注意力分配到危重病人上，而且，一旦出现新的病情变化，又能把注意力转移到新情况上去。另外，护士还可针对病人的注意力进行心理干预，如，引导疼痛病人分散注意力也是心理护理的重要研究课题。

二、情绪与情感过程

人的一生时时刻刻都伴随着波动起伏的情绪情感：与朋友、爱人相聚时的快乐，面临巨大挑战时的紧张，生离死别时的痛苦……"人非草木，孰能无情"，下面将从心理学的角度讨论情绪与情感过程。

（一）概述

1. 情绪和情感的概念　情绪和情感（emotion and feeling）是人对客观事物是否符合自己的需要而产生的态度体验。这种体验反映着客观事物与人的需要之间的关系。需要得到满足时，就会产生满意、喜悦等积极的内心体验；需要未获得满足时，就会产生悲哀、愤怒等消极的内心体验。

2. 情绪和情感的分类　情绪和情感复杂多样，从不同的角度可分成不同的类别。

（1）原始情绪：快乐、悲哀、愤怒、恐惧是 4 种基本情绪或称原始情绪。需要得到满足或盼望的目的达到时，产生快乐；失去所盼望、追求的东西或目的未达到时，产生悲哀；由于目的和愿望不能达到，一再地受到阻碍，造成紧张的积累时，产生愤怒；企图摆脱、逃避某种危险情境时，产生恐惧。

（2）情绪状态：最典型的有心境、激情和应激 3 种情绪状态。

1）心境：是一种具有感染性的、微弱而持久的情绪状态。它具有弥漫性，所谓"情哀则景哀、情乐则景乐"指的就是心境。它不是对某一事物的特定体验，而是以同样的态度体验对待一切事物。心境对人的生活、工作、学习、健康有很大影响。积极向上乐观的心境，可提高人的活动效率，增强信心，对未来充满希望，有益于健康；消极悲观的心境，会降低人的活动效率，使人丧失信心和希望，经常处于焦虑状态，有损于健康。

2）激情：指一种强烈的、爆发性的、短暂的情绪状态。如，巨大成功后的狂喜，惨遭失败后的绝望，亲人猝死后的极度悲愤，突如其来的危险造成的异常恐惧等都属于激情。激情状态往往伴随生理变化和明显的外部行为表现，如，盛怒时的怒发冲冠、咬牙切齿；狂喜时的眉开眼笑、手舞足蹈等。激情具有积极和消极的两极性，积极的激情可促进个体工作积极性，是激励人上进的强大动力；消极的激情则使人出现"意识狭窄"现象，即认识活动范围缩小，理智分析能力受到抑制，控制能力减弱，进而使人的行为失去控制，做出鲁莽的行为或动作。

3）应激：指个人对出乎意料的紧急情况或环境刺激做出的适应性反应。出现应激状态时，有的人急中生智，当机立断，集中全部精力去应付突变，从而化险为夷；而有些人则张皇失措，目瞪口呆。关于应激的内容将在本书第四章中详细阐述。

（3）情感的分类：按其性质和内容，可分为道德感、理智感和美感。

1）道德感：是根据一定的道德标准评价人的行为、举止、思想、意图时所产生的情感体验。道德感在社会实践中发生和发展，并受社会生活条件和阶级关系的制约。

2）理智感：是人在智力活动过程中，认识和追求真理的需要是否得到满足而产生的情感体验。它是在认识过程中发展起来的，同时又对人们的认识和实践起着重要的推动作用。

3）美感：是按照一定的社会美和自然美的标准评价事物时所产生的情感体验。美感具有强烈的现实性和社会性，不仅物质形态美使人有美的体验，行为美、语言美、心灵美也都能使人产生美的感受与体验。

3. 情绪与情感的区别与联系　情绪与情感既紧密联系又有区别，主要体现在：①情绪发生早，情感产生晚；②情绪通常在有机体的生理需要是否获得满足的情况下产生，为人与动物所共有；情感则与社会需要是否满足相联系，为人所特有；③情绪具有情景性、激动性和暂时性，它往往随情境改变和需要的满足而减弱或消失；情感则具有稳定性、深刻性和持久性，是对人、事稳定态度的反映；④情绪是情感的外在表现形式，情感则是情绪的内在内容，情感的表达往往伴随情绪反应。

4. 情绪与情感的维度与极性　情绪的维度是指情绪所固有的某些特征，主要指情绪的动力性、激动性、强度和紧张度等方面，这些特征的变化幅度又具有两极性。

（1）从性质角度分析：分为肯定和否定两极情绪情感。需要得到满足时产生肯定的情绪情感，如高兴、满意等；需要不能得到满足时则产生否定的情绪情感，如烦恼、忧愁等。

（2）从动力性角度分析：分为增力和减力两极。对个体而言，需要得到满足时产生的肯定情绪是积极的，具有增力作用，可提高人的活动能力；需要得不到满足时产生的否定情绪是消极的，具有减力作用，会降低人的活动能力。

（3）从激动性角度分析：分为激动与平静两极。激动是一种强烈的、外显的情绪状态，如激怒、狂喜、极度恐惧等；平静则是一种平稳、安静的情绪状态，是人们正常生活、学习和工作时的基本情绪状态。

（4）从强度角度分析：各类情绪情感的强弱不一，在强弱之间又有各种不同的程度。如，从好感到酷爱的发展过程是：好感－喜欢－爱慕－热爱－酷爱。

（5）从紧张度角度分析：情绪有紧张和轻松之别。适度的紧张状态通常可激发人们的积极行动，但过度紧张则会令人不知所措，甚至导致精神瓦解、行动终止。

（二）情绪的外部表现和生理变化

1. 外部表现　与情绪状态相联系的身体外部变化称为表情，包括面部表情、身段表情、言语表情。

2. 生理变化　主要包括循环系统、呼吸系统、皮肤电、脑电波以及内外分泌腺等方面的变化。如，伴随情绪发生的心跳加快、血压升高、瞳孔扩大、呼吸加快、面色变化等。

（三）情绪理论

1. 詹姆斯-兰格理论　美国心理学家威廉·詹姆士（James W）和丹麦生理学家卡尔·兰格（Lange C）分别于1884年和1885年提出相同的情绪理论，后被称为詹姆士-兰格情绪外周理论，即詹姆士-兰格情绪学说。该学说认为使人激动的外部事件所引起的身体变化是情绪产生的直接原因，情绪是对身体变化的感觉，即刺激引起生理反应，进而引起情绪体验。先有机体变化，再有情绪。"我们因为哭，所以悲伤；因为动手打，所以生气；因为发抖，所以怕。并不是我们悲伤了才哭，生气了才打，害怕了才发抖"。

该理论最先认识到了情绪与机体变化的直接关系，但忽视了中枢神经系统的调节与控制作用，存在一定的片面性。

2. 坎农-巴德理论　美国生理学家坎农（W. Cannon）和巴德（Bard PA）强调丘脑在情绪形成中的重要作用。1927年，坎农提出了丘脑说，后得到巴德支持并加以扩充。该学说认为，情绪并非外周变化的必然结果，情绪产生的机制不在外周神经系统，而在中枢神经系统的丘脑。情绪过程是大脑皮层对丘脑的抑制解除后丘脑功能亢进的结果。所有的情绪过程都遵循同样的活动链条，即外界刺激引起感觉器官的神经冲动，通过传入神经传到丘脑，再由丘脑同时向上、向下发出神经冲动。向上反馈至大脑皮层，产生情绪体验；向下激活交感神经系统，引起一系列生理变化。人的情绪体验与生理反应是同时发生的。

该理论唤起了人们对丘脑的重要性和情绪的神经生理方面的注意。其后的很多实验进一步证明，下丘脑在情绪的形成过程中具有重要作用。有些学者进一步提出了网状结构和边缘系统与情绪的关系，对深入探讨情绪的生理机制具有重要意义。

3. 沙赫特的认知理论　美国心理学家沙赫特（S. Schachter）认为情绪受环境刺激、生理唤醒和认知过程3种因素的制约，其中认知因素对情绪的产生起关键作用。其基本观点是，生理唤醒与认知评价之间的密切联系和相互作用决定着情绪，情绪状态以交感神经系统的普通唤醒为特征。如，在深山老林中遇到一只虎，肯定会引起恐惧；而在动物园中观赏虎，则会感到很有趣。这正是由于对刺激情境的认知评价不同而引起的截然不同的情绪体验。

沙赫特的研究缺乏对实验的先在效度分析，实验设计复杂，后人难以重复得出相同的结果。但是，毕竟为情绪的认知理论提供了最早的实验依据，对认知理论的发展起到了一定的推动作用。

（四）情绪与健康

两千多年前，我国古代医学肯定了情绪与健康的关系，把"七情"即喜、怒、忧、思、悲、恐、惊看成重要的致病因素，如《内经》所说："怒则气上，喜则气缓，思则气结，悲则气消，恐则气下，惊则气乱"，"怒伤肝，喜伤心，思伤脾，悲伤肺，恐伤肾"。

情绪分为积极情绪和消极情绪两大类。积极的情绪治病，消极的情绪致病。如，"二战"期间，英国伦敦不断遭受德国飞机的空袭，人们经常处于精神紧张状态，许多人患有消化性溃疡穿孔。著名的科学家法拉第年轻时，由于工作十分紧张，导致精神失调，身体虚弱，经过长期药物治疗仍毫无起色。后来，一位名医对他进行了仔细的检查，但未开药方，只说了一句话："一个小丑进城胜过一打医生！"法拉第对这句话仔细琢磨，终于明白了其中的奥秘。从此以后，他经常抽空去看马戏、滑稽剧与喜剧，高兴得开怀大笑，愉快的心情使他恢复了健康。情绪消极、低落或过于紧张的人，往往容易患各种疾病。只有保持乐观的情绪，才有利于身体健康。

（五）情绪与护理

临床护理工作中，护士保持良好的情绪状态是做好护理工作的前提，同时，也能对病人的情绪产生积极影响。反之，如果不能做好自我情绪调节，甚至把不良情绪转移发泄到病人身上，则会加重病人的消极情绪，导致护患关系紧张，不利于病人康复。因此，掌握一定的情绪调节方法对临床护士十分重要。

三、意　志　过　程

（一）意志的概念

意志（will）是人们自觉地确立目的，并根据目的支配、调节行动，通过克服困难和挫折，实现预定目标的心理过程。

人的意志离不开行动，它总是要通过行动表现出来，并支配和调节着人的行动。受意志支配的行动称为意志行动。

（二）意志的特征

1. 意志行动是人类特有的、自觉的有目的的行动　意志行动的目的性特征是人与动物的本质区别。人在活动之前，活动的结果已作为行动目的以观念的形式存在于人脑中。在活动中，方法选择、步骤安排等始终从属于目的，并以预先所确定的目的作标尺评价自己的活动结果。因此，没有目的，就不会有意志行动。

2. 意志行动与克服困难相联系　目的的确立及实现过程中总会遇到各种困难，所以战胜和克服困难的过程，也是意志行动的过程。

3. 意志行动以随意运动为基础　意志行动以随意运动为基础，根据实践的目的去组织、支配和调节一系列的动作，组成复杂的行动，从而实现预定的目的。

（三）意志的基本过程

意志过程包括两个阶段，即决定阶段和执行阶段。

1. 决定阶段　意志的决定阶段，也是意志行动的准备阶段。在这个阶段中，首先要解决动机斗争的问题，然后是确定行动的目的和选择达到目的的方法。任何意志行动都与一定的动机相联系，而动机又与需要相关，它们都是意志行动的内部原因和动力，决定着一个人行动的性质和方向。

2. 执行阶段　指将行动计划付诸实现的过程。在执行阶段，意志的品质表现为坚定地执行所定的行动计划，努力克服主观上和客观上遇到的各种困难。如果在执行原定计划时遇到障碍就半途而废，则是意志薄弱的表现。

（四）意志品质

意志品质是一个人奋发前进的内部动力，其诸多方面并非孤立，而是有着内在联系的有机整体。

1. 自觉性　指人对行动的目的及其意义有明确的认识，并能主动地支配和调节自己的行动使之符合该目的的要求。

与自觉性相反的品质是盲目性（也叫受暗示性）和独断性。盲目性表现为对自己的行动目的缺乏认识，缺乏坚定的信心和决心，没有主见，人云亦云，易受他人影响。独断性则表现为固执己见，不管自己的目的愿望是否合理，有无实现的可能，也不管各种条件是否具备，一意孤行，刚愎自用。两者都是意志品质不良的表现。

2. 果断性　指人能迅速、有效、不失时机地采取决断的品质。表现为对自己的行为目的、方法及可能的后果都有深刻的认识和清醒的估计，能在矛盾冲突中迅速权衡利弊，分析判断，明察是非，并能当机立断，敢作敢为，即使面临危险甚至危及生命，也能挺身而出，大义凛然。

与果断性相反的意志品质是优柔寡断和鲁莽草率，优柔寡断者的显著特征是无休止的动机冲突，一事当前，犹豫不决，患得患失，顾虑重重；执行决定时，常出现动摇，怀疑自己的决定是否正确。鲁莽草率者是对事物不加分析和思索，贸然草率做出决定，既不考虑实际情况，也不顾及后果，是一种无理智的表现。

3. 坚韧性　指人能以充沛精力和百折不挠的精神克服一切困难和挫折，坚决完成既定目的的任务，不达目的誓不罢休的品质。

与坚韧性相反的品质是顽固执拗和动摇。顽固执拗是不能正确地估计自己，也拒绝采纳他人的建议，有时明知有错，还要一意孤行，固执己见，执迷不悟，实际是意志薄弱的表现；动摇性是指遇到困难就畏缩不前甚至妥协，或怀疑自己预定目的是否恰当，不断改变或放弃自己的决定，知难而退，见异思迁，虎头蛇尾，半途而废。顽固执拗和动摇性都属于消极的意志品质。

4. 自制力　指善于克制情绪并能有意识地调节和支配自己的思想和行动的意志品质。意志的自制力主要表现在两个方面：一是善于迫使自己去执行所采取的决定；二是善于抑制与自己目的相违背的一切愿望、动机、情绪和行为。

与自制力相反的品质是任性和怯懦。前者不能约束自己行为，我行我素，自我放纵，易冲动，意气用事，任意而为；批评与自我批评是预防任性的有效方式。后者胆小怕事，遇到事情时惊慌失措，畏缩不前。

（五）意志与护理

临床护士应具备良好的意志品质，面对病人尤其是不合作的特殊病人，护士应该以坚韧的意志力，克服种种困难给病人提供及时的护理服务。同时，促使这种意志品质潜移默化地影响病人，告诉病人疾病康复与意志力的关系，特别对一些慢性病人坚持长期的服药就需要意志力。

第三节　人　格

一、概　述

（一）人格的概念

人格（personality）一词源于拉丁语"persona"，原指演员戴的面具，后来心理学借用这个术语用来说明在人生的大舞台上，人也会根据社会角色的不同来换面具，这些面具就是人格的外在表现。由于人格的复杂性，我国心理学界对人格的概念和定义尚未有一致的看法。我国第一部大型心理学词典——《心理学大词典》中的人格定义反映了多数学者的看法，即："个性，也可称人格，指一个人的整个精神面貌，即具有一定倾向性的心理特征的总和。"

（二）人格结构

从构成方式上讲，人格是一个系统，由三个子系统组成。

1. 人格倾向性　是个体对客观环境的态度和行为积极性的特征，包括需要、动机、兴趣、信念和世界观等。人格倾向性是人格系统的动力结构，是人格结构中最活跃的因素，以积极性和选择性为特征，决定着人对周围世界认识和态度的选择和趋向。

2. 人格心理特征　是个体在其心理活动中经常、稳定地表现出来的特征，主要是指人的能力、气质和性格，它集中反映了人的心理面貌的独特性。人格心理特征并非孤立存在，它受到人格倾向性的制约。

3. 自我意识　是个体对所有属于自己身心状况的意识，包括自我感知、自我认识、自我分析、自我评价、自我体验、自我调控等。自我意识是人格系统的自动调节结构，如果自我意识失调，会导致人格障碍。

（三）人格的特点

1. 独特性与共同性　人格的表现千差万别，具有独特性，正所谓"人心不同，各如其面"。独特性并不排斥人与人之间心理上的共同性，诸如某一个群体、某一个阶级或某一个民族具有共同的典型的人格特征。

2. 稳定性与可变性　人一旦形成一定的心理特征后，就会在适应或改变客观世界的过程中经常表现出来。正是人格的稳定性特点，才把一个人与另一个人从心理面貌上区别开来。人格的稳定性特点并不排斥人格的可变性，即人格在一定条件下也会发生改变。

3. 生物制约性与社会制约性　马克思说："人的本质并不是单个人所固有的抽象物，实际上，它是一切社会关系的总和。"可见，人格是自然性与社会性的统一。人的生物属性是人格形成的基础，而如果只有生物属性，脱离人类社会实践活动，则不可能形成人格。

4. 整体性　虽然人格是由许多心理特征组成的，但这些特性是相互联系、相互制约的整体，这种整体性表现为人格内在的统一，使人的内心世界、动机和行为之间保持和谐一致，否则就会导致人格分裂。

（四）人格理论

1. 人格特质论　美国心理学家奥尔波特（G. W. Allport）于 1937 年最先提出了特质理论，认为人格理论必须具有能代表"生活综合"的测量单元，这种单元就是特质。特质分为共同特质和个人特质，共同特质是某一文化背景下的人所共有的特质，个人特质则是个人区别于他人的特质。奥尔波特更强调个人特质，强调人与人之间的人格差异。另一位美国心理学家卡特尔（R. B. Cattel）把特质分成表面特质和根源特质。表面特质是从外部可以观察到的行为；根源特质则隐藏在表面特质之后，是制约表面特质的潜在基础和人格的基本因素。卡特尔提出了 16 种基本的人格因素，并根据这 16 个特质编制了人格问卷（16PF）。

2. 人格类型论　按某种标准将人划分为不同类型加以研究，称为类型论。瑞士心理学家荣格（Jung）1913 年首次提出人类心理的两种类型：内倾和外倾，后来又提出了具有两种类型特点的中间型。英国心理学家艾森克（H. J. Eysenck）采用两个维度分析人格，即内外向维度与情绪稳定性维度。他以这两个维度作分类标准，将人分成四种类型：稳定外向型、稳定内向型、不稳定外向型、不稳定内向型。通过对个体特质进行评定，便可明确其人格类型。

（五）人格形成的影响因素

影响人格形成和发展的因素，一是遗传，二是环境，两者交互作用，决定了人格的形成和发展。

1. 生物遗传因素　是人格形成和发展的自然基础。遗传基因携带父母的生物特征传递给子女，影响人的体态、体质和容貌。生物因素只为人格的形成和发展提供了一种可能性，不能决定人格的发展。

2. 环境因素　环境是影响人格形成和发展的决定因素。这里所说的环境主要指社会环境，包括家庭、学校和社会文化环境等。

（1）家庭环境：家庭是个体最早接触的环境，包括家庭气氛、家庭经济条件和社会地位、父母的教养态度与方式等。

父母对子女的教养方式是最重要的家庭因素。父母是孩子最早的教师，父母的言行对儿童的性格形成有潜移默化的作用。父母对孩子持有民主、平等的态度，容易建立良好融洽的亲子关系，有利于保持儿童稳定的情绪，形成自尊、自信、友善等人格特点。父母之间关系和睦，互相尊敬和理解，形成支持性的家庭气氛，对孩子的人格形成有积极影响。出生顺序会影响到兄弟姐妹在家庭中的地位和角色，对人格也有影响。如，长子易有较强的责任感，但是可能偏于保守；排行最小者往往能力发展快，而容易任性。

（2）学校环境：学校课堂教学的内容、班集体的气氛、师生之间的关系和教师的管理教育方式、教师的作风、态度以及思想品质等，对个体人格的形成和发展有着深刻的影响。其中，管理教育方式的影响尤为深刻，例如，民主的管理教育方式，容易形成情绪稳定、积极、友好等人格特征。

（3）社会文化环境：人不是孤立的，而是社会中的一员。人与社会相互影响，社会文化环境也是影响人格形成和发展的重要环境因素。古代有"孟母三迁"，讲孟子的母亲为了孟子成长，寻找良好环境的故事。现代的电视、电影和文学读物等对人格潜移默化的影响也十分明显。

3. 实践活动　个人从事的实践活动，是制约人格形成和发展的一大要素。登山活动锻炼人的顽强性；救护活动锻炼人的机敏性；常年在田间劳作，使人懂得勤俭。某一特定的实践活动，要求人反复地扮演某种与这一活动相适应的角色，久而久之，便形成和发展了这一活动所必需的人格特点。不同的实践活动要求不同的人格特点，同时又造就和发展了个体的人格。

4. 自我教育　在实践活动中，个体在接受环境影响的同时，主观能动性也在起着积极的作用，环境因素必须通过个体的自我调节才能起作用。个体人格形成过程中，从环境中接受什么，拒绝什么，或希望成为什么样的人，不希望成为什么样的人，是有一定自主权的，这取决于每个人对自己采取怎样的自我教育。因此，从某种意义上说，人格也是自己塑造的。

二、人格倾向性

（一）需要

1. 概念　需要（need）是有机体感到某种缺乏而力求获得满足的心理倾向，是人脑对生理和社会需求的反映。

（1）需要是内外环境的客观需求在人脑中的反映，这种需求可以来自机体内部，也可以来自机体外部。需要总是指向能满足某种需要的客体或事件，即追求某种客体得到需要的满足。

（2）需要是有机体内部的一种不平衡状态，常以一种"缺乏感"体验着，以意向、愿望的形式表现出来。当需要得到满足时，这种不平衡状态暂时得到消除，而当新的不平衡产生时，又会产生新的需要。

（3）需要是活动的基本动力，是个体积极性的源泉。人的各种活动，从饥渴饮食到从事物质资料的生产，文艺的创作，科技的发明，都是在需要的推动下进行的，需要引发动机，从而指引人的行为。

2. 种类

（1）按起源，需要可分为生理性需要和社会性需要：生理性需要如充饥解渴、避暑御寒、睡眠及性的需要等；社会性需要如人们对爱的需要、求知的需要等。

（2）按指向的对象，需要可分为物质需要和精神需要：物质需要指以占有物质产品而获得满足，是对工作和劳动条件的需要。精神需要指以占有社会精神产品，如文艺作品、阅读报刊、杂志、观看电视电影等获得需要的满足。

3. 需要层次理论　由美国人本主义心理学家马斯洛（Abraham Harold Maslow，1908—1970）提出，他认为个体的需要可以分为五个层次：即生理、安全、归属与爱、尊重和自我实现，见图2-8。

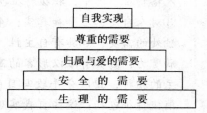

图2-8　马斯洛需要层次理论

（1）各层次的涵义：生理需要是人的需要中最基本、最强烈、最具有优势的一种需要，是对生存基本条件的需要，如衣食住行等。它是推动人们行动的强大动力，如果没有得到满足，那么除了食物外，一个人对其他东西会毫无兴趣，所谓"仓廪实而知礼节，衣食足而知荣辱"就是这个道理。

安全需要是在满足生理需要的基础上出现的需要，表现为人们对秩序、稳定、工作与生活保障的需要，如生命安全、财产安全、劳动安全、职业安全和心理安全，以求免受威胁、免于孤独、希望生活稳定、免于灾难等。

当上述需要基本满足后，就会产生进一步的社会性需要——归属与爱的需要，是个人渴望得到家庭、团体、朋友、同事的关爱、理解，是对友情、信任、温暖、爱情的需要。

尊重的需要包括自我尊重和他人尊重。一方面指渴望有成就、有实力、独立和自由，对环境有施加影响的能力；另一方面指渴望威望与名誉，需要别人的尊重、赞许和对自己工作成绩的认可。尊重的需要得到满足，会使人充满自信，否则容易产生自卑、虚弱和无能感。

自我实现的需要位于需要层次之巅，指人们能最充分地发挥自己的潜在能力，实现个人的理想与抱负，成为所期望的人物。自我实现意味着充分地、活跃地、忘我地、集中全力、全神贯注地体验生活，是个体存在的最高、最完美、最和谐的状态，使人具有一种欣喜若狂、如醉如痴的感觉。

（2）各层次的关系：马斯洛认为，五个层次的需要由低向高，层次越低，力量越强。需要的满足过程逐级上升，当低一级的需要获得满足之后，才向上一个高层次的需要发展。越是高级的需要，就越为人类所特有。层次越高，越难满足。人的行为是由优势需要决定的。同一时期内，个体可存在多种需要，但只有一种占支配地位。各层次需要互相依赖，彼此重叠。较高层次需要发展后，低层次的需要依然存在，只是对人行为的影响比重降低而已。不同层次需要的发展与个体年龄增长相适应，也与社会的经济与文化教育程度有关。高级需要的满足比低级需要的满足要求更多的前提条件和外部条件。对大多数人来说，满足自我实现的需要是一个终生奋斗的目标，只有少数人才能达到真正的自我实现。

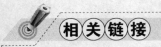

相关链接

自我实现者的人格特征

作为人本主义运动最杰出的代表人物，马斯洛采用自由联想、心理测验和人物传记等多种方法去探讨"自我实现者"的心理行为模式。他曾选择出48位杰出人士作研究，包括贝多芬、爱因斯坦、罗斯福、歌德、林肯、弗洛伊德等，最后概括出自我实现者的人格特征。其中，积极特征包括：①全面和准确地知觉现实；②接纳自然、自己与他人；③对人自发、坦率和真实；④以问题为中心，而不是以自我为中心；⑤具有超然于世和独处的需要；⑥具有自主性，在环境和文化中能保持相对的独立性；⑦具有永不衰退的欣赏力；⑧具有难以形容的高峰体验；⑨对人充满爱心；⑩具有深厚的友情；⑪具备民主的精神；⑫区分手段与目的；⑬富于创造性；⑭处事幽默、风趣；⑮反对盲目遵从。消极特征包括：这些自我实现者也会厌烦、激动、固执己见。不能摆脱肤浅的虚荣、骄傲，发脾气也不为罕见；偶然会表现出令人吃惊的冷酷，即自我实现者有时也会表现出非自我实现的特征。

（二）动机

1. **概念**　动机（motive）是指由特定需要引起的，欲满足各种需要的特殊心理状态和意愿。动机是在需要的基础上产生的，是推动人活动并使活动朝向某一目标的内部动力。

动机产生的原因：①内在条件，即需要，包括生理性需要和社会性需要；体内失衡的匮乏状态→需求→驱力→行为；②外在条件，即诱因，包括物质的和精神的。动机是由需要与诱因共同组成的。因此，动机的强度或力量既取决于需要的性质，也取决于诱因力量的大小。

动机的功能包括：①始动功能，引发人的活动；②维持调节功能；③指向功能，引导活动向某一目标进行。

2. **种类**　按照不同的划分标准，动机可有多种分类：

（1）根据动机的性质，可分为生理性动机和社会性动机：生理性动机也称生物性动机，是以有机体自身的生物性需要为基础推动人们去活动，如，饥、渴、疼痛、性欲、睡眠等。社会性动机也叫心理性动机，以人的社会文化的需要为基础。人有社会交往的需要、成就的需要、认识的需要等，因而产生了相应的交往动机、成就动机和认识动机等。

（2）根据动机的来源，可分为外在动机和内在动机：外在动机是指人在外界要求与外力作用下产生的行为动机。如，儿童为得到父母或老师的奖赏而学习或为避免惩罚而遵守纪律。内在动机是指由个体内在需要引起的动机。如，护理专业学生因为对护理学的浓厚兴趣而自觉主动地学习。

3. **动机冲突**　现实生活中常同时存在多种动机，当动机结构中同时存在性质和强度非常相似或相互矛盾的动机时，个体就会难以决定取舍，表现为行动上的犹豫不决，这种相互冲击的心理状态，称为动机冲突。

（1）双趋冲突：两类事物有同样的吸引力，产生同等强度的动机，而由于条件限制，只能选其中的一个目标，此时个体表现出难以取舍的矛盾心理，就是双趋冲突。"鱼与熊掌不可兼得"描述的就是双趋冲突。

（2）双避冲突：两类事物同时对个人造成威胁、厌恶感，产生同样的逃避动机，但由于条件和环境的限制，不得不选择其中的一个，称为双避冲突。如，"前有狼，后有虎"、"前遇大河，后有追兵"描述的正是这种处境。

（3）趋避冲突：指某一事物对个体具有利与弊的双重意义，使人产生两种动机态度：好而趋之和恶而远之。所谓"想吃鱼又怕鱼刺"就是这种冲突的表现。再如，病人为了治愈疾病必须手术但又害怕做手术，等等。

三、人格心理特征

（一）能力

1. 概念　能力（ability）是指成功地完成某项活动所必需的心理特征，它直接影响活动效率。能力有两层含义：①实际能力：即已经表现出来的能力，如，会讲英语，会开车等；②潜在能力，即尚未表现出来的能力，是通过学习、训练后发展起来的能力。实际能力和潜在能力是不可分割的。

要成功地完成某种复杂的活动，只具备一种能力是不够的，通常需要多种能力相结合。多种能力的有机结合称为才能。如，一位优秀的护士要有扎实的护理操作能力、敏锐的病情观察能力、准确的语言表达能力和灵活的临床思维能力，这些能力的有机结合就构成了护士的才能。

2. 种类　按能力的倾向性划分，可把能力分为一般能力和特殊能力。

（1）一般能力：指从事一切活动所共同需要的能力，也就是我们平时所说的智力，如观察、记忆、思维、想象等能力，它是人们完成任何活动所不可缺少的。

（2）特殊能力：指完成某项专门活动、从事特殊职业或专业所需要的能力，如数学能力、音乐能力、绘画能力、体育能力等。

人们从事任何一项专业性活动既需要一般能力，也需要特殊能力。两者的发展也是相互促进的。一般能力是特殊能力的重要组成部分；特殊能力的发展又有助于一般能力的发展。

3. 能力发展与能力差异

（1）能力的发展规律：在人的一生中，能力发展的趋势大致如下：童年期和少年期是某些能力发展最重要的时期。从三四岁到十二三岁，智力的发展与年龄的增长几乎是同步的。以后随着年龄的增长，智力的发展趋于缓和；在二十岁左右，人的智力发展达到顶峰，以后保持水平状态直到三十五岁；以后智力开始缓慢下降，到六十岁以后智力迅速衰退。

（2）能力的差异：是指人与人之间在智力、体力及工作能力等方面的差异，是由性别、年龄、文化背景等因素造成的。

1）能力水平的差异：在一般能力方面，能力的水平差异主要指智力发展水平的差异。心理学家通过大量研究得到一个共同的结论，即就人群总体来说，能力的个体差异呈正态分布：两头小，中间大。根据韦氏智力测验结果，把智商超过130的人称为智力超常，智商低于70的人称为智力低常，普通人的智商在100左右，称为中常，见表2-1。

表2-1　智力的分布

智商	分类	占人口百分数（%）
130 以上	智力超常	1
110～129	智力偏高	19
90～109	智力中等	60
70～89	智力偏低	19
79 以下	智力低常	1

2）能力类型的差异：指能力在质的方面的差异，表现在知觉、记忆、表象、思维等方面。在知觉能力方面有分析型、综合型、分析-综合型、情绪型；在记忆能力方面有视觉型、听觉型、运动型、混合型；在表象方面有视觉型、听觉型、动觉型、综合型，在思维能力方面有形象型、抽象型、中间型。另外，人的特殊能力的差异也很明显。如：有文学才能的人，具有敏锐而又深刻的观察自然和社会的能力、丰富的想象力、较强的语言表达能力等；具有音乐才能的人，具有敏锐的音乐感觉能力、较强的听觉表象记忆能力等。因而，人们在能力方面表现出各有所长、各有所短。

3）能力发展早晚的差异：即能力的年龄差异，有的人能力发展较早，在儿童时期就显露出非凡的智力和特殊能力，属于才华早露或称早慧。古今中外能力早慧者不胜枚举，如：王勃 10 岁能赋；李白 5 岁通六甲，7 岁观百家。奥地利作曲家莫扎特 5 岁开始作曲，8 岁试作交响乐，11 岁创作歌剧。另一种是"大器晚成"，指智力的充分发展在较晚的年龄才表现出来。如，我国明代医学家李时珍，61 岁时才写成《本草纲目》。

4）能力的性别差异：关于智力的性别差异研究较多，但结论各异，而基本一致的结论有两方面：第一，男女智力的总体水平大致相等，但男性智力分布的离散程度比女性大；第二，男女的智力结构存在差异，各自具有自己的优势领域。如，男性的空间知觉能力明显优于女性，女性的听觉能力特别是对声音的辨别和定位明显优于男性；男性偏于抽象思维，女性长于形象思维等。

（二）气质

1. 概念　气质（temperament）是一个人生而具有的典型的、稳定的心理特征，是个体心理活动动力特征的总和。气质为人的全部心理活动表现染上了一层浓厚的色彩，它与日常生活中人们所说的"脾气"、"秉性"、"性情"等含义相近。

2. 类型与学说

（1）希波克拉底的体液学说：最著名的气质学说是由古希腊著名医生和学者希波克拉底（约公元前 460－377 年）提出的体液说。希波克拉底很早就观察到不同人有不同的气质。他认为人体内有四种体液：血液、黏液、黄胆汁和黑胆汁，根据这四种体液的不同配合比例，将人的气质划分为四种不同类型，即：多血质（血液占优势）、黏液质（黏液占优势）、胆汁质（黄胆汁占优势）、抑郁质（黑胆汁占优势），见表2-2。四种传统气质类型具体描述如下：

1）胆汁质：反应速度快，具有较高的反应性和主动性。情绪易激动，脾气暴躁，有一种强烈而迅速燃烧的热情，不能自制；不稳重、好挑衅，但态度直率、精力旺盛。在克服困难上有坚忍不拔的劲头，但不善于考虑能否做到，工作有明显的周期性，能以极大的热情投身于事业，当精力消耗殆尽时，便失去信心，容易意志消沉、心灰意冷。代表人物：张飞、李逵。

表2-2　气质类型的行为表现特征

类型	行为特征
多血质	活泼易感好动，敏捷而不持久，注意易转移，兴趣易变换，情绪体验不深刻、外露
黏液质	安静沉着，注意稳定，善于忍耐，情绪反应慢、持久、不外露
胆汁质	精力充沛，动作有力，性情急躁，情绪易爆发，外露且强烈，冲动
抑郁质	反应迟钝，敏感怯懦，情绪体验深刻、持久、不外露，易伤感，善于观察小事细节

2）多血质：行动有很高的反应性，会对一切有吸引力的东西做出兴致勃勃的反应。行动敏捷，容易适应新环境，善于结交新朋友。情感易发生，表情生动，言语具有表达力和感染力。具有较高的主动性，在工作、学习中精力充沛而且效率高，有较强的坚定性和毅力等。但情感兴趣易于变化；有些投机取巧，易骄傲，难以忍受一成不变的生活。代表人物：韦小宝，王熙凤。

3）黏液质：反应性低，情绪不易激动，也不易流露感情。态度持重，交际适度，自制力强，遇事不慌不忙，能克制冲动。严格恪守既定的工作制度和生活秩序。可塑性差，表现为不够灵活，能有条理、冷静、持久地工作，固定性有余而灵活性不足，容易因循守旧，缺乏创新精神。对外界的影响很少做出明确的反应。代表人物：林冲，薛宝钗。

4）抑郁质：具有较高的感受性和较低的敏捷性，心理反应速度缓慢，动作迟钝。多愁善感，情绪容易发生，但表现微弱而持久，不善于与人交往。在困难面前常优柔寡断，遭受挫折以后常常心神不安。但往往富于想象，比较聪明，对力所能及的任务表达出较大的坚韧精神。代表人物：林黛玉。

（2）巴甫洛夫的高级神经活动类型学说：俄国生理学家巴甫洛夫提出了气质的高神经活动学说，对气质形成的生理机制做了较为科学的解释。

巴甫洛夫对条件反射的实验研究发现，高级神经活动过程是兴奋和抑制的过程，具有三种基本特性：①神经过程的强度，是指神经细胞兴奋和抑制的工作能力和耐力。兴奋过程的强度表现在忍受强烈刺激的能力上；抑制过程的强度表现在忍受持续抑制状态的能力上；②神经过程的平衡性，是指兴奋过程与抑制过程的相对力量。两者力量大体相等，是平衡；否则，就是不平衡；③神经过程的灵活性，即兴奋过程与抑制过程相互转变的速度。兴奋与抑制相互转变迅速，为灵活；否则，为不灵活。根据神经过程的这三种基本特性，巴甫洛夫得到了动物高级神经活动的四种基本类型：兴奋型、活泼型、安静型和抑制型，见表2-3。

表2-3　四种气质类型的高级神经活动类型对照表

气质类型	神经类型	神经过程的基本特征		
		强度	平衡性	灵活性
胆汁质	兴奋型	强	不平衡	
多血质	活泼型	强	平衡	灵活
黏液质	安静型	强	平衡	不灵活
抑郁质	抑制型	弱		

巴甫洛夫认为，从动物研究划分出的这四种基本类型同样适用于人类，人类的高级神经活动类型就是人类气质类型的生理基础。恰巧，这四种高级神经活动类型与传统划分的胆汁质、多血质、黏液质和抑郁质四种气质类型相互对应。

气质使人的心理活动染上某些独特的色彩，却并不决定一个人性格的倾向性和能力的发展水平。相同气质的人可以成为品德高尚或低劣的人，反之，气质极不相同的人也都可以成为某一职业领域的能手或专家。

（三）性格

1. 概念　性格（character）是指个体对客观现实的稳定的态度和与之相适应的习惯化了的行为方式。可以从以下几方面进行理解：

（1）性格是具有核心意义的心理特征：人格的差异主要不是表现为气质、能力的差异，而是表现为性格的差异。性格具有直接的社会价值，不同性格特征的社会价值是不一样的。如，诚实、善良等性格对社会有积极作用，而虚伪、残忍等性格对社会有消极作用。性格决定着能力的发展方向，一个品德高尚的人，才能越高对社会的贡献越多；一个心术不正的人，能力越强对社会的危害越大。性格可以改造气质，如，一个在严酷的生活环境中养成高度自制力的人，会善于控制自己易于冲动、脾气暴躁的气质特征。

（2）性格是一个人比较稳定的心理特征：人的性格不是一朝一夕形成的，但一经形成就比较稳定，并且表现在他的日常行动之中。因此，人的一时性的、偶然性的表现不能代表他的性格特征。性格也不是一成不变的，性格是在主体与客体的相互作用过程中形成的，同时又在主体与客体的相互作用过程中慢慢地变化着。

（3）性格表现在一个人对现实的态度和他的行为方式中：一般地说，人对现实稳定的态度和人的习惯化的行为方式是统一的。正是人对现实的态度和与之相应的行为方式的独特结合，构成了一个人的独特性格。

2. 性格和气质的关系　性格和气质相互联系、相互渗透。气质是性格形成的基础，并影响性格的表现方式，如，同样是助人为乐的性格特征，多血质在帮助别人时，往往动作敏捷，情感表露在外，黏液质者则可能动作沉着，情感内敛。在生活实践过程中所形成的稳定的态度和行为方式，在一定程度上可掩盖或改造气质，使它服从于生活实践的要求。如，从体质上和操作速度上来说，胆汁质和多血质的人适于做外科护士，但前者易轻率，后者缺乏耐心。要做好外科护士，适应特定的工作环境和实践的要求，这两种不同气质特征经过意志努力都会发生一定的改变。不同气质类型的人可以形成同样的性格特征，而相同气质类型的人，又可以带有同样动力色彩而性格却互不相同。性格和气质又有一定区别，见表2-4。

表2-4　性格与气质的区别

性格	气质
后天，受社会环境因素的制约	先天，受高级神经活动类型制约
表现较广，反映稳定的心理特征	表现较窄，反映心理活动的动力特征
决定人的行为有核心意义	决定人的行为具有从属意义
可塑性大，变化快	可塑性小，变化慢
有好坏之分	无好坏之分

3. 性格的特征 性格具有非常复杂的结构，它包含着许多特征，这些特征大体可以概括为以下四个方面。

（1）性格的态度特征：指人在处理各种社会关系方面的性格特征。主要有：对待社会、集体和他人的态度，如，公而忘私还是损公肥私；对待工作、学习和生活的态度，如，认真负责还是敷衍了事；对待自己的态度，如，自尊还是自卑等。

（2）性格的理智特征：指人在感知、记忆、想象和思维等认知过程中所表现出来的特征，主要有：感知中的性格特征，如，主动观察型与被动观察型等；记忆中的性格特征，如，快速识记型与精确识记型等；想象中的性格特征，如，幻想型与现实型等；思维中的性格特征，如，分析型与综合型；全面型与片面型等。

（3）性格的情绪特征：指人在情绪活动的强度、稳定性、持续性以及主导心境等方面表现出来的特征。如，有的人情绪表现强烈，对情绪的控制能力较弱，受情绪影响较大；而有的人情绪体验比较微弱，对情绪的控制能力较强，受情绪影响较小。有的人朝气蓬勃、心情开朗、积极乐观；有的人抑郁寡欢、多愁善感、消极悲观等等。

（4）性格的意志特征：指人在意志过程方面的性格特征。主要有：对行为目标的明确程度，有目的性还是盲目性等；在实现目标中的性格特征，坚定不移还是知难而退、主动还是被动等；在紧急情况下的性格特征，勇敢还是怯懦；沉着镇定还是惊慌失措等。

4. 性格的类型 是指一类人身上所共有的性格特征的独特结合。目前还没有一种有充分科学根据的为心理学界所公认的性格分类理论。下面介绍几种比较有代表性的分类学说。

（1）功能优势学说：英国心理学家培因（A. Bain）等根据理智、情绪和意志三种心理功能在性格结构中何者占优势，把人的性格划分为理智型、情绪型和意志型三种性格类型：①理智型性格的人，通常以理智看待事物，并以理智支配自己的行为，理智功能在性格结构中占优势；②情绪型性格的人，情绪体验深刻，言行举止易受情绪左右，情绪功能在性格结构中占优势；③意志型性格的人，具有明确的行动目的，行为自制、坚定而持久，意志功能在性格结构中占优势。

（2）内外倾向学说：瑞士心理学家荣格（Jung）依据"心理倾向"来划分性格类型，兴趣和关注点指向外部客体为外向型，兴趣和关注点指向主体自身则为内向型。荣格认为，任何人都具有外向和内向这两种特征，但其中一种可能占优势，因而可以确定一个人是内向还是外向。①外向型的人，感情外露，自由奔放，当机立断，不拘小节，独立性强，善于交际，勇于进取，容易适应环境的变化，但也有轻率的一面；②内向型的人，感情深沉，处事谨慎，深思熟虑，缺乏决断能力，但一旦下定决心总能锲而不舍，交际面窄，适应环境不够灵活。

（3）独立顺从学说：美国心理学家魏特金（H. A. Witkin）提出一种构想，认为有一种连续体，属于连续体一端的人往往倾向于更多地利用内在参照标志，对外来信息主动加工，这种人叫做独立于场的人，也叫独立型人；而属于另一端的人则往往倾向于更多地利用外在参照标志，对外来信息不那么主动地加工，这种人叫做依存于场的人，也叫顺从型人。每个人在场依存性-场独立性连续体上都处于一定的位置。①独立型的人，有主见，不易受外来事物的干扰，具有坚定的信念，能独立地判断事物，发现问题，解决问题，易于发挥自己的力量；②顺从型的人，缺少主见，易受外界事物的干扰，常不加批判地接受别人的意见，对朋友和群体的依赖性较强，容易与人相处。

四、人格与护理

从护理的角度，护士应具备良好的人格品质，包括树立正确的人生观和价值观，合理适度的需要、正确切实的动机、坚定的信念和稳定良好的性格，才能给予病人真诚、理解、共情的态度和身心全面的护理。

从病人的角度，病人因为文化程度、家庭背景、经济条件等的不同，人格特点也千差万别。护士应从人格理论中理解分析病人的特点，实施个性化的护理。如，对内向的病人给予更多沟通和关注，对外向病人注意关注其情绪变化等。

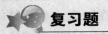

学习小结

本章主要介绍了心理学的基础知识，包括：心理学的概念、心理的实质；心理现象与心理过程；感知觉、记忆、思维、注意等认知过程的概念、特点；情绪情感的概念、分类及情绪的调节；意志的概念与特性；人格概念、结构、人格形成的影响因素；需要层次理论；动机冲突；气质与性格概念及分类，等等。

（陈　瑜）

复习题

1. 举例说明你如何理解心理的实质。
2. 试比较感觉、知觉、记忆、思维等认知过程的异同。
3. 为自己做一人格鉴定并分析其形成的原因。

第 三 章

心理发展与心理健康

人的一生都在发展,每一发展阶段都有其特定的心理发展任务及相应的心理健康标准。心理健康是人类健康的重要纬度。护理学专业的学生应该了解心理发展与心理健康的基本知识,掌握维护和促进个体心理健康的策略。

第一节 概 述

一、心理发展与生命周期

(一)心理发展与生命周期的概念

发展是指个体从受孕(父亲的精子与母亲的卵子结合形成新的生命)到死亡过程中系统的连续性和变化。用"系统"来描述"变化",意指它们是有序的、模式化的和相对持久的,暂时的情绪波动以及个体外貌、思想、行为的短暂变化不包括在内。发展的连续性是指个体自身保持跨时间的稳定性或者说对过去反映的连续性。心理发展是指个体从出生到死亡心理经历的连续性和变化。

生命周期(life cycle)指个体从生物学受孕到生理死亡所经历的一系列的生命阶段,即从婴幼儿、童年、少年、青年、中年、老年到死亡的过程,其中包括生物学意义上的成熟和变化过程，个体年龄结构的过渡，以及不同年龄阶段社会经历的变化过程。对于每一个健康发展的个体来说，随着其生物意义上的成熟，每一阶段也有着不同的心理上的任务和心理特征。本节主要讨论个体生命周期中的几个重要的发展阶段及其心理健康特点。

（二）关于人的发展的基本观点

长期以来，哲学家、宗教学者、社会学家和科学家对人的发展问题争论不息，直到 20 世纪 70 年代以后心理毕生发展的观点才被人们普遍接受并重视。其主要观点如下：

1. 发展是毕生的 人的整个一生都在发展，从胚胎到死亡始终是一个前进发展的过程，人的发展除了在生物意义上的发育、成熟以外，其行为的变化过程贯穿整个一生。这是一个在时间、顺序和方向等方面各不相同的种种变化的体系，个体的发展受多种因素的影响，是年龄阶段、历史阶段、社会环境等多种因素共同作用的结果。生命的每一阶段都受前一阶段的影响，同时也影响以后发展阶段，个体一生的经验都对发展有重要意义。

2. 发展是多维和多向的 发展的形式具有多样性，是多维度的，发展的方向也因发展内容的种类不同而有所不同。心理发展存在很大的个体差异和可塑性，不同的个体有不同的形式，没有一条单一的曲线能描绘个体发展的复杂性。例如，在智力领域，有晶体智力（crystal intelligence）与流体智力（fluid intelligence），两者都随年龄的增加而增长，晶体智力到成年后继续增长，不过增长的速度减慢，而流体智力在成年早期就开始衰退了。

3. 发展是获得（成长）与丧失（衰退）的结合 发展是一个有序变化的过程，不是简单地朝着功能增长方向的运动，生命过程中任何时候的发展都是成长和衰退的结合。任何发展都是新适应能力的获得，同时包含着以前存在的部分能力的丧失。

相关链接

毕生发展的研究取向

世界上第一例试管婴儿路易斯·布朗（Louise Brown）

也许路易斯·布朗通过人工授精的诞生方式十分新异，但她自婴儿期到现在 34 年的成长轨迹，却遵循着普通的模式。虽然每个人的发展过程在细节上千差万别——有些人遭遇了经济上的贫困，或者生活在战乱的国度；另外一些人却疲于应付遗传、气质问题，或诸如离异和寄养等家庭问题，然而所有人都跋涉在被称为"毕生发展"的道路上。

毕生发展不仅包括从受孕、出生到死亡的时间跨度，而且包括广泛的研究范围。举例来说，在探讨路易斯·布朗的生命历程时，不同的毕生发展研究专家将关注不同的焦点：

1. 探索行为之生物过程的专家 考察路易斯出生前的功能是否由于宫外受精而受影响。

2. 研究遗传的专家 考察其父母的遗传天赋如何影响路易斯的日后行为。

3. 关注思维发展变化的专家 定期考察路易斯随着年龄的增长，她对于自己受孕本质的理解如何发生改变。

4. 关注身体发育的专家 关注路易斯的生长速度与自然受孕的儿童是否不同。

5. 关注社会领域的专家 着眼于路易斯与他人的互动方式、友谊类型。

二、健康与心理健康

（一）健康的概念

1948 年，世界卫生组织（WHO）为健康提出了一个三维的定义，这就是"健康，不仅仅是没有疾病和身体的虚弱现象，而是一种在身体上、心理上和社会上的完满状态"。健康的内涵在不断发展，1990 年，世界卫生组织进一步对健康的定义作了补充，提出健康还应包括道德健康，即：健康是指一个人在身体健康、心理健康、社会适应健康和道德健康四个方面皆健全。

（二）心理健康的概念

心理健康（mental health），也称心理卫生，对其做出准确的定义是一个较为复杂而困难的问题，到目前为止心理健康与不健康之间还没有一个确定的、绝对的界限。由于心理涉及的范围广泛，包括思维、情绪、兴趣、能力等多个方面，心理学家们从不同的角度提出不同的观点，给出不同的定义。而且心理健康的概念随时代的变迁、社会文化因素的影响而不断变化。如 English（1958）认为"心理健康是指一种持续的心理状态，当事人在那种情况下，能有良好的适应能力，具有生命的活力，且能充分发挥其身心潜能。这乃是一种积极的、丰富的情况，不仅是免于心理疾病而已。"一般认为心理健康就是以积极的、有效的心理活动，平稳的、正常的心理状态，对当前和发展着的社会、自然环境以及自我内环境的变化具有良好的适应功能，并由此不断地发展健全的人格，提高生活质量，保持旺盛的精力和愉快的情绪。

（三）心理健康的标准

由于到目前为止仍没有一个全面而确定的心理健康的定义，不同的理论学派、不同专家从不同的角度给予心理健康的定义不完全相同，因此用来判断心理健康的标准也各不相同。其中，影响比较大的有马斯洛和米特尔曼（Mittelman，1951）提出的心理健康十条标准：①有充分的自我安全感；②能充分了解自己，并能恰当估价自己的能力；③生活理想切合实际；④不脱离周围现实环境；⑤能保持人格的完整与和谐；⑥善于从经验中学习；⑦能保持良好的人际关系；⑧能适度地宣泄情绪和控制情绪；⑨在符合团体要求的前提下，能有限度地发挥个性；⑩在不违背社会规范的前提下，能适当地满足个人的基本需求。

我国的一些学者也提出了自己的心理健康标准，包括如下内容：

1. 智力正常　包括分布在智力正态分布曲线之内者，以及能对日常生活作出正常反应的智力超常者。

2. 情绪良好　指能够经常保持愉快、开朗、自信的心情，善于从生活中寻求乐趣，对生活充满希望。一旦产生负性情绪，能够并善于调整，具有情绪的稳定性。

3. 人际和谐　指乐于与人交结，既有稳定而广泛的人际关系，又有知己的朋友；在交往中保持独立而完整的人格，有自知之明，不卑不亢；能客观评价别人，取人之长补己之短，宽以待人，乐于助人等。

4. 适应环境　指有积极的处世态度，与社会广泛接触，对社会现状有较清晰正确的认识，具有顺应社会改革变化的能力，勇于改造现实环境，达到自我实现与社会奉献的协调统一。

5. 人格完整　指人格的各个结构要素不存在明显的缺陷与偏差；具有清醒的自我意识，不产生自我同一性混乱；以积极进取的人生观作为人格的核心，有相对完整的心理特征等。

心理健康是一个动态、开放的过程，心理健康与不健康之间并没有绝对的界限，心理健康的人在特别恶劣的环境中，可能也会出现某些失常的行为。判断一个人的心理是否健康，应从整体上根据经常性的行为方式进行综合性的评估。

（四）心理健康与疾病的关系

研究与临床观察证明，心理和社会因素在健康和疾病中具有十分重要的作用，不健康的心理可导致疾病的发生。例如，长时间紧张的工作、经济压力、家庭矛盾等慢性应激，产生情绪的压抑，可引起体内内啡肽、儿茶酚胺等激素的分泌增加，导致胃肠道运动功能紊乱与胃黏膜供血不足，胃酸分泌增加，最终导致胃黏膜腐蚀、溃烂，形成胃十二指肠溃疡。躯体的疾病和痛苦又可影响个体的情绪，反过来可以影响心理的健康，心身的交互作用是影响健康的重要因素。因此，保持健康的心理，建立积极的应对方式和健康的行为方式，是保持健康的重要条件。

（五）心理健康的维护和促进

环境变化及来自社会各方面的压力，都会使个体出现心理紧张，严重时甚至会出现心理障碍；由于生活中的需要不能得到满足，目的不能实现，使得个体出现挫折感或各种心理冲突，心理失去平衡，甚至精神崩溃。因此，心理健康需要维护和促进。一般来说，心理健康维护的目标有两个方面：①一般目标，即治疗心理疾病及处理适应不良行为，并设法尽早发现疾病的倾向，及时矫正或预防疾病的发生；②高级目标，即保持并增进个人和社会的心理健康，发展健全人格，使每个人都有能力适应变动的环境，同时应设法改善社会环境及人际关系，以防止或减少心理不健康的发生。健康促进是目前一种普遍的观点，是促使人们增强自我控制感并改善健康的过程。健康促进可以通过个人的努力，也可通过与医疗系统的配合，还可通过制定某些健康保健的政策来实现。

第二节　不同年龄阶段的心理健康

一、儿童期心理健康

（一）不同阶段儿童的生理心理发展特点

按照人类发展心理的年龄划分，将个体发展分为若干相对独立而又相互联系的阶段。从怀孕到出生为胎儿期。胎儿出生后开始了人生的第一个阶段，直到小学毕业（12 岁）结束，这一阶段被称为儿童期。儿童期可进一步分为婴儿期（0~3 岁）、幼儿期（3~6 岁、7 岁）、童年期（6~12 岁）。

1. 婴儿期生理心理发展特点（0~3 岁）　婴儿期是人类智慧发生和开始发展的时期，皮亚杰称之为感知运动阶段。婴儿期是个体动作发展、语言发展和思维萌芽的重要阶段。生命的最初 3 年中，婴儿从躺卧状态和完全没有随意动作逐步发展到操纵物体和独立行走等随意动作，从完全不能说话逐步发展到能够掌握一些简单的词汇并进入积极语言活动的阶段。与此同时，在感、知觉迅速发展的基础上，婴儿的注意力和记忆能力水平不断提高，直观感知能力增强，可进行直观动作思维。

此外，婴儿的社会性也得到逐渐发展。1岁以内的婴儿不仅出现了初步的交际活动，而且开始形成和建立较为稳定的依恋关系。从1岁开始，婴儿成为真正的社会化成员，婴儿的社会性开始萌芽，情绪开始从泛化的愉快或不愉快逐渐分化成比较复杂的情绪体验，亲社会行为和攻击性行为也从这个阶段开始发生，开始出现道德行为和道德判断萌芽。

2. 幼儿期生理心理发展特点（3～6岁、7岁） 3岁幼儿脑重已达成人的四分之三，7岁时已接近成人。神经纤维髓鞘已基本形成，神经兴奋性逐渐增高，睡眠时间相对减少，条件反射比较稳定，语言进一步发展，掌握词汇量增多，大脑的控制、调节功能逐渐发展。皮亚杰将2～7岁儿童的认知发展称为运算前期。此期认知特点有：①自我中心：以自我中心观点来推测周围事物，无法站在别人的立场角度从事思考，假定每个人的思考都与他一样，以为自己喜欢的东西别人也喜欢，不能理解别人会有不同的想法；②万物有灵论：幼儿相信自然界的事物都和他一样，是有生命、有意识、有目标的，如"太阳公公为什么不到我们家来玩一玩"；③符号功能：指2～4岁的幼儿以某物、某字或某种心理表象来代表未在眼前出现的另一种东西，也称表象功能。它与符号游戏有关，符号游戏是一种装扮游戏，即幼儿假装扮演的一类游戏，如将凳子作为一辆汽车，扫帚装扮成大炮以及过家家游戏等。

幼儿的语言发展经过了单字时期、称呼时期、构句期和好问期。幼儿的智力因素及环境因素影响幼儿语言的发展。

幼儿的感知觉迅速发展，能有意识地进行感知和观察，但不持久，容易转移。记忆带有直观形象性和无意性。无意想象主题多变，以形象思考问题，5岁、6岁后喜欢提问题，开始出现逻辑思维，但由于知识经验和认识能力有限，判断推理能力还有限。

幼儿的情感强烈、易变，容易受外界事物感染，别的孩子笑，他也笑，别人大声叫嚷，他也大声叫嚷，6岁、7岁时情感的控制调节能力有一定发展。

意志行为也有进一步发展，活动的目的性、独立性逐步增长，能使自己行动服从成人或集体的要求。但自觉性、自制力仍较差。

幼儿个性初步形成，自我意识逐渐发展，3岁左右开始出现自主行为，表现为不听话，对事物的评价常带有极大的主观性。开始发展性别认同，已能区分男孩、女孩。

3. 童年期生理心理发展特点（6～12岁） 这个时期正是小学阶段，故也称学龄期。此期儿童除生殖系统外其他器官已接近成人。脑的发育已趋成熟，是智力发展最快的时期，感知敏锐性提高，感知逐渐具有目的性和有意性；有意注意发展，注意稳定性增长；口头语言迅速发展，开始掌握书写言语，词汇量不断增加；形象思维逐步向抽象逻辑思维过渡，大脑皮质兴奋和抑制过程更为协调，行为自控管理能力增强。其言语、情感、意志、能力和个性也得到不同程度的发展。表现为对事物富于热情，情绪直接、容易外露、波动大，好奇心强，辨别力差。个性得到全面的发展，自我意识与社会意识迅速增长，但性格的可塑性大，道德观念逐步形成，喜欢模仿。

（二）儿童期常见的心理问题

1. 婴儿期常见的心理问题

（1）由于营养不良导致的生理发育迟缓、易激动、失眠、冷漠等。

（2）婴儿期抑郁：主要是因为与父母分离所致，主要表现为婴儿不停的啼哭、易激动、四处寻找父母、退缩、对环境兴趣减退、睡眠减少、食欲下降、体重减轻等。当与父母重新团聚后，症状可消失。

（3）分离焦虑：是指婴儿离开了熟悉的环境，或他所依恋的人时所经历的紧张和不安全感。在 8～12 个月时较明显。

2. 幼儿期常见的心理问题　主要是出现"第一反抗期"。表现为强烈的好奇心和独立的愿望，无所不问，常要自行其是，表现不听话，学会了不论是对还是错都说"不"。

3. 童年期常见的心理问题

（1）学业相关问题：学习困难、注意力障碍、自控能力差、活动过度、拒绝上学等，多发生在小学阶段，尤其是初入学儿童。其中有些问题属于从学龄前期向学龄期过渡过程中出现的暂时性适应不良。

（2）情绪问题：如情绪不稳定、紧张焦虑、孤僻，强迫观念、过分任性或冲动、退缩、恐惧等。此类问题表现程度严重者，须排除精神病性疾患。

（3）品行问题：如偷窃、经常说谎、逃学、破坏公物、攻击行为、各种破坏性行为等，男孩显著多于女孩。

（4）不良习惯：如吮指、咬指甲、摩擦癖、遗尿、口吃、偏食等。

（三）儿童期心理健康维护

1. 婴儿期心理健康维护

（1）确保营养摄取：重视母乳喂养，通过哺乳可增加母亲与孩子在视、听、触摸、语言和情感等方面的沟通，使孩子获得心理上的满足，有助于神经系统的发育和健康情感的发展。家长应注重训练和培养孩子养成良好的定时定量的饮食习惯，控制零食，在条件允许的情况下，鼓励孩子集体进食。

（2）满足情感需求，增进母爱：母亲的爱抚对婴儿的心理健康发展至关重要，可以避免婴儿期抑郁和分离焦虑的发生，帮助婴儿建立依恋关系。婴儿形成对母亲依恋的关键期是出生 24 小时到 3 个月。很多研究结果表明，孩子与父母早期的依恋关系与他将来社会及情绪发展的顺利与否有直接的关系。

（3）保证充足睡眠：充足的睡眠是保证大脑发育和心理健康的重要条件。

（4）促进运动与智力的发展：适宜的信息刺激能促进婴儿运动、感觉器官和智力的发展。2～3 个月的婴儿可做被动体操，空腹时可训练俯卧和渐渐俯卧抬头；4～5 个月的婴儿可在俯卧的基础上训练四肢运动，爬行不仅是一项全身运动的好方法，还能促进大脑的发育，可利用玩具逗引其学爬行，或帮助学翻身。半岁以后应训练用手握东西；10 个月以后可训练站立、迈步走路。婴儿的动作训练有益于脑的发育和动作的协调。

2. 幼儿期心理健康维护

（1）促进幼儿言语的发展：对幼儿提供辅导有助于幼儿语言的发展。例如：父母为幼儿提供良好的语言示范，语音正确，语速适中，尽量使用各种不同的词汇；不要使用婴儿期的儿语；提供幼儿会话的机会，培养幼儿良好的语言习惯，如礼貌用语；鼓励儿童多讲话，不厌其烦地回答儿童提出的各种问题。

（2）对幼儿的独立愿望因势利导："第一反抗期"是自我意识发展的表现，有积极的意义，应该因势利导，培养幼儿的自我管理能力。例如，引导幼儿自己起床、穿衣、吃饭、系鞋带和大小便等，做得好时应立即予以肯定和表扬，以利好的行为得到强化；同时不要对孩子求全责备，不要因孩子完不成自己的设想而加以责备或讥笑。

（3）玩耍与游戏：是幼儿的主导活动，也是儿童身心健康发展的重要途径，可以帮助幼儿走出自我中心的世界，学会与人交往，与人合作，建立群体伙伴关系。玩具和游戏是幼儿增长知识、诱发思维和想象力的最好途径。小孩子在一起愉快地玩，有利于社会交际、道德品质、自觉纪律、意志、性格和语言表达能力等的培养。

（4）正确对待孩子的无理取闹和过失：幼儿偶尔无理取闹，其动机常是为了引起大人的注意，以达到某个目的。对此，应很好地说明道理，不能无原则地迁就或哄劝，这会对哭闹行为起到强化作用。

（5）父母言谈举止的表率作用：家庭的气氛、父母的言谈举止对幼儿心理发展有重要影响，幼儿评判是非对错常常以父母或老师的言行作标准。因此，父母及老师应给幼儿做好表率。

3. 童年期心理健康维护

（1）科学合理安排学习：童年期是一个由游戏活动为主导转变为学习为主导活动的时期。根据这一时期儿童的特点，老师和家长对新入学儿童应多给予具体的指导帮助，要重视新生各项常规训练，如课堂学习常规、品德行为常规等；学习时间不宜过长，内容上应生动活泼，要注意教学的直观性、趣味性；培养和激发儿童好学的动机、兴趣和坚强的意志。

（2）组织社会劳动：儿童在劳动中不仅能增加对周围事物的认识，而且能增加与家人以外的成人及小朋友相处的机会，从中学会人际交往，发展友谊感和责任心，培养热爱劳动、助人的人格。

（3）培养开拓创造性思维：成年人容易把多年积累的经验和知识灌输给小孩，容易出现说教式教育，对小孩的行为加以干预，诸如"这是对的，那是错的"，这样会影响小孩探索和创造性思维的发展。比如小孩用茶杯盖子喝水，大人会说"这是盖子，不能用来装水喝"，其实这说明孩子的探索和好奇心。儿童的教育不但要强调传授文化知识，还应注意儿童思维的灵活性、多向性、创造力和想象力的培养。

（4）注意"情商"的培养："情商"即非智力因素，也就是良好的心理品质，应着重从以下三个方面加以培养：①良好的道德情操，积极、乐观、豁达的品性；②良好的意志品质，困难面前不低头的勇气，持之以恒的韧性；③同情与关心他人的品质，善于与人相处，善于调节控制自己的情感，并给人以好的感染。

二、青少年期心理健康

（一）青少年期生理心理发展特点

青少年期一般是指 12~18 岁，是介于儿童与成年之间的成长时期，是从不成熟走向成熟的过渡时期，这一阶段的个体在生理上和心理上要经历很大的变化。

青少年时期是生长和发育的快速阶段。生理方面发生巨大的变化，身高、体重快速增长。在内分泌激素的作用下，男女第二性征相继出现，性功能开始成熟。男性表现为喉结的出现，声音变粗，生长胡须，出现遗精等；女性出现声音变尖，乳房发育，月经来潮。这一时期脑和神经系统发育基本完成，第二信号系统作用显著提高。

青少年期的认知活动具有一定精确性和概括性，意义识记增强，抽象逻辑思维开始占主导，思维的独立性、批判性有所发展，逐渐学会了独立思考问题。同时，自我意识存在矛盾，一方面青少年逐渐意识到自己已长大成人，希望独立，强烈要求自作主张，不喜欢老师、家长过多的管束，好与同龄人集群；另一方面由于阅历浅，实践少，在许多方面还不成熟，经济上不能独立，从而出现独立性与依赖性的矛盾。想象力丰富、思维活跃、容易理想化，出现理想与现实的矛盾。可塑性大，易受外界的影响，情绪容易波动。性意识开始觉醒，产生对异性的好奇、关注和接近倾向，由于社会环境的制约，出现性意识与社会规范之间的矛盾。

（二）青少年常见的心理问题

青少年期是一个从幼稚走向成熟的时期，是一个朝气蓬勃、充满活力的时期，是一个开始由家庭更多地迈进社会的时期，同时也是一个变化巨大，面临多种危机的时期。据估计我国目前初中生心理不健康的约为15%，高中生约为19%。在心理咨询中，青少年期常见的心理问题大致表现如下几个方面：

1. 青少年抑郁症　青少年心理问题中最常见也最严重的是青少年抑郁症，因为由其导致的自杀可给家庭带来不可估量的伤害和损失。如果学生在一段时间内体验到心情不愉快、高兴不起来、烦闷；对平时感兴趣的事情变得乏味；思考能力下降、脑子迟钝、注意力难集中、记忆减退；学习失去了动力、人变"懒"了甚至厌学；对成绩下降变得无所谓或对什么都无所谓；以及失眠、全身乏力、食欲缺乏等；甚至感到活着没意义、产生轻生的念头，就要考虑其是否患上了抑郁症，应及时采取针对性的干预措施。

2. 对人恐惧症　也是青春期常见的心理疾病，表现为见到异性表情不自然、感到脸红、怕跟人目光对视或怕被别人目光注视，控制不住用"余光"看人或控制不住目光看对方的敏感部位，觉得别人能看出她（他）的表情变化和窘态，能洞察到他内心的想法等等，于是避开他人，影响与别人的交往，非常焦虑痛苦，但往往因症状难于启齿而不敢就医。

3. 性烦恼和性困惑　性烦恼的产生是由于性意识觉醒之后青少年的生理需求与社会行为规范的矛盾所致。性困惑是青少年对自身性发育、性成熟的生理变化产生神奇感及探索心理。由于社会伦理道德的约束和对性教育的神秘化，常会导致青少年的心理冲突。

4. 学习压力　青少年学习负担过重，常给他们带来沉重的心理压力。学习压力常来源于他们对学习现状的不满和不恰当的比较，不能接受自己的现状，过分注重结果，而体会不到学习的兴趣。有些青少年承受不了这些心理压力，会表现出异乎寻常的反抗情绪，形成家庭暴力，有极个别甚至消极自杀。

5. 人际交往的压力　随着年龄的增长，独立意识的增强，青少年与社会的交往越来越广泛，他们渴望独立的愿望日益增强。社会交往、发展亲密的伙伴关系是青少年的一种精神需要。因人际关系压力而烦恼的青少年通常表现为自卑、过分注意他人评价、容易受到伤害、虚荣心强、怕丢面子等。

（三）青少年期心理健康维护

1. 发展良好的自我意识　开展青春期的自我意识教育，使青少年正确认识自身的发展变化规律，学会客观地认识自己，既看到自己的长处，也看到不足，能客观地评价别人，学会面对现实，从自己的实际出发，确立当前的奋斗目标。

2. 保持情绪稳定　青少年的情绪容易受外界的影响，不稳定、容易冲动，易从一个极端走向另一个极端。应帮助他们找到适合自己的对付挫折的方法。父母与老师应以中立的态度接受他们的倾诉和宣泄，让他们学会在遭遇挫折或失败时怎样去获得社会支持，以缓解应激。

3. 预防性意识困扰 性是青少年最为困扰的问题之一，特别是青春发育期。应及时地对青少年进行性教育，包括心理和生理两个方面。让青少年对性器官及第二性征有正确的认识，以消除他们对之产生的神秘、好奇、不安、恐惧感；培养高尚的道德情操，提高法制观念，自觉抵制黄色影视书刊的不良影响；使青少年正确认识和理解性意识与性冲动，增进男女的正常交往，通过心理健康教育解决一些特殊的问题，如手淫、性梦、失恋等。

4. 消除心理代沟 代沟是指两代人之间心理上的差异和距离，一般是指父母与子女在思维、行为上尤其是在看待事物的观点上的差异。由此可以引起相互之间的隔阂、猜疑，甚至导致青少年离家出走。代沟具有两重心理意义，一方面，它意味着中学生自我意识的发展，心理已趋向成熟，具有积极的社会化倾向；另一方面，它使家庭关系紧张，影响两代人的心身健康，导致个别子女离家出走甚至更严重的后果。因此，对于严重的"代沟"应予重视，应该设法通过心理咨询等方式，促进双方及早进行心理调适，其目标是指导子女应尊重、体谅父母，理解父母的唠叨啰嗦；同时，指导父母尊重、理解和信任孩子。

三、青年期心理健康

青年期是介于青少年与中年期之间的阶段，是人生中最宝贵的黄金时期，生理与心理都已达到成熟，精力充沛，富于创造力，开始走向完全独立的生活，也面临着许多挑战。

（一）青年期的生理心理发展特点

1. 生理特征 青年在 22 岁左右生长发育已经成熟，各种生理功能已进入青壮年的最佳状态。身体素质包括机体在活动中表现出来的力量、耐力、速度、灵敏性和柔韧性等，在青年期进入高峰。脑的形态与功能已趋成熟。

2. 心理特征 青年期的个体在心理的各个方面得到了全面的发展，主要表现如下：

（1）认知能力趋于完善。青年人的词汇已很丰富，口语及书面表达趋于完善，抽象逻辑思维能力和注意的稳定性日益发达，观察的概括性和稳定性提高，并且富于幻想。

（2）情绪情感丰富、强烈，但不稳定，同时，情感的内容也越发深刻且带有明显的倾向性。随着年龄的增长，其自我控制能力逐渐提高。

（3）意志活动控制力日渐增强，表现在自觉性与主动性的增强，遇事常常愿意主动钻研，而不希望依靠外力。随着知识与经验的增加，行为的果断性也有所增强。

（4）人格逐渐成熟。其一，表现为自我意识趋于成熟，一方面，对自身能进行自我批评和自我教育，做到自尊、自爱、自强、自立；另一方面，也懂得尊重他人，评价他人的能力也趋于成熟。其二，人生观、道德观已形成，对自然、社会、人生和恋爱等都有了比较稳定而系统的看法，对自然现象的科学解释、对社会发展状况的基本了解、对人生的认识与择偶标准的逐步确定，表明其社会化的进程已大大加快了。青年人各种能力发展不一，但观察力、记忆力，思维能力、注意力等均先后达到高峰。

（二）青年期常见的心理问题

1. 环境适应问题 进入大学或走上工作岗位，都要面对生疏的人和环境，再加上多数人为独生子女，从小受到父母的宠爱，对家庭有较强的依赖性，缺乏必要的生活经验，如何适应独立的生活环境对于他们是一大挑战，如果适应不良，就会产生孤独、焦虑、不安、沮丧等心理。

2. 学业与职业的问题　青年人要面对从被动学习向自主学习模式的转变，如不能适应这种变化，就会产生心理压力，表现为厌学、紧张、自卑等消极的心理状态。此外，每个人都有自己的梦想，由于各种因素，所学专业或所从事行业并不能与他们的兴趣、爱好相一致，如果不能正视现实，及时调整心态，就容易产生自暴自弃、怨天尤人的不良心理。

3. 性心理的困扰　随着性生理的成熟，青年人的性心理有了很大程度发展，他们对性知识有浓厚的兴趣，向往与异性交往，有着强烈的性冲动。大众传媒及色情书刊的性渲染对青年人有强烈的吸引力，造成性心理困扰；社会生活经验不足使青年人对性与恋爱问题的认识更趋感性化和理想化，当遇到实际问题时，表现出矛盾的行为与心态，如性压抑、单相思等。

4. 人际交往的问题　青年人成人感与自主性有了很大发展，有着强烈的交往需要，渴望获得友谊。然而在交往过程中，由于缺乏必要的生活磨练以及社会交往的阅历，对人际交往存在着认知上的偏差，表现出恐惧社交甚至拒绝社交的心理倾向。

（三）青年期的心理健康维护

青年期是个人事业的准备期，青年人应树立远大抱负，多学习，既要博览群书，又要多向社会学习，有意选择一些锻炼自己的机会，在与别人的交往与实践中正确地认识自己、认识他人，不断完善自己的人格。

学业与职业、仪表、恋爱与婚姻、同伴关系、家庭关系等因素容易导致青年人的消极情绪，不利于心理健康，青年人应注意摆脱不良情绪的干扰，防止由此引发的心理疾患。同时要克制不必要的冲动，遇事冷静、客观看待，防止由于一时冲动而做错事。

青年人应合理有效地克制性欲，自尊自爱，遵守性道德准则，保持正常的男女交往，不轻易流露超越友谊的情感，慎重建立恋爱关系，一旦步入婚姻殿堂就应担负起相应责任。

四、中年期心理健康

中年期，又称为成年中期，一般是指35岁～60岁这一阶段。由于中年期时间间隔较长，约二十余年，所以研究者又将35岁～50岁称为中年前期，50岁～60岁称为中年后期。在中年前期，个体处在生命的全盛时期，体力好、精力旺盛、工作能力强、效率高，知识经验和智力水平都处于高峰期；而在中年后期，个体的体力和心理发展状态开始呈现下降的趋势，但随年龄增长，个体的经验越来越丰富，知识面更宽广、深厚，故工作能力和效率依然较高。

随着生活和医疗条件的改善，人类的平均寿命不断延长。因此对中年期的年龄划分是相对的。对于不同个体来说，应因人而异。

（一）中年期的生理心理发展特点

1. 生理功能逐渐减退　中年期的生理发展介于青年期和老年期之间。青年期是生理功能日趋成熟和生理功能旺盛的时期，老年期是组织器官的老化期和生理功能的退行期，中年期则是生理成熟的延续阶段，又是生理功能从旺盛逐渐走向退化的转变期。

进入中年期后，人体的各个器官系统功能逐渐从完全成熟走向衰退。身体发胖，体重增加，头发逐渐变白变疏，颜面部皮肤渐显粗糙，各种感觉器官的功能开始减退，大脑和内脏器官系统也逐步走向退化。

2. 心理功能继续发展，并呈现如下特点：

（1）认知特点：中年人的智力发展模式是晶体智力继续上升，流体智力缓慢下降，智力技巧保持相对稳定，实用智力在不断增长。中年人积累了较多理论知识和实践的经验，思维能力达到较高水平，因而善于作出理性的分析，具有较强的解决问题的能力。

（2）情绪和意志特征：中年人情绪趋于稳定，较青年人更善于控制自己的情绪。做事具有更强的目的性，自我意识明确，意志坚定，个性稳定，是事业上最容易成功的阶段。

（二）中年期常见的心理问题

人到中年，大致走完人生旅途中的一半。中年人不论在社会、在家庭，都处于一个承上启下的中坚地位。他们经历了半生奋斗，闯过了人生的风风雨雨，在事业上已有一定成绩，但肩上仍继续承担着事业的重担；在家庭中，既要抚育尚未完全独立的儿女，还要赡养年迈的父母，有"操不完的心"、"做不完的事"，成为负荷最大的人群。中年人往往心力交瘁，容易产生心理健康问题。

1. 反应速度与记忆能力的下降 中年时期的反应速度和机械记忆能力已经明显不及年轻人。但他们的理解能力、思维的综合能力及思维的深度广度，则明显优于年轻人。由于刚过了青年期，中年人对这种初级、简单认知功能的下降（如反应慢、机械记忆水平不及青年人）等自然情况可能认识不清，一时难以接受，以为自己老之将至，从而产生悲观失望的心理状态。

2. 渴望健康与追求成就的矛盾 由于中年人是社会的中坚力量，在工作单位也多为骨干，承担着重要的任务和职责，受到领导的重用和信任。也正因为如此，在繁忙的工作和高度的责任感驱使下，他们往往无暇关注自己的身体健康，无暇参加健康体检。对疾病的早期症状麻痹大意，即使对一些较为明显的症状也未引起足够重视和采取有效措施，以致错过最佳治疗阶段，导致病情恶化甚至失去救治的机会。

3. 人际关系错综复杂 中年期的人际关系最为复杂。人际关系矛盾是中年期常见的问题。

在工作关系中，中年人要小心处理好与老年同事、年轻同事的关系，还要处理上下级间的关系。尤其是原来的同事现在变成了自己的上级或下属。如何对待这种社会地位的演变，如何转换社会角色，对中年人是一个考验。如果处理不好，会使自己失去心理平衡，产生内心的矛盾冲突，影响工作关系，并给自身的健康带来不利影响。

在社会关系中，中年人本来已建立起较为稳定、可靠的社会支持体系。但可能因为自身社会地位的变化，疏远或失去过去的朋友和同学。这也会给中年人带来一些失落感。

在亲属关系中，原来充当抚养人、保护人的长辈已经进入老年，他们会反过来对中年人产生经济上、情感上的依赖。中年人在百忙中还必须分出精力、时间去关照他们的身体健康、心理上的需求，通常称之为"反哺现象"，这也时常让中年人不得不牺牲休息、甚至工作时间，往返奔忙。节假日探望、有病时陪床。既要做孝子，又不能耽误工作，使中年人心力交瘁。

4. 家庭与事业的双趋冲突 家庭安宁幸福，有助于中年人一心一意搞事业；事业的成功和发展，又有助于家庭稳定。然而家庭和事业对于中年人的要求和期望，又往往形成一对矛盾。中年人既想做个好丈夫（或妻子）、做个好父亲（或母亲），又要做个好职工（或领导），这就很容易使自己在家庭与事业之间陷入双趋冲突。

5. 变化的客观环境造成心理压力 中年人经历了政治体制、经济体制及人事制度的全面改革，体验自己生活日益向现代化迈进的同时，也看到自己周围许多人（或许包括自身）面临着下岗、再就业。在新的知识、信息大量涌来的时候，也感到自己需要知识更新，引起心理的紧张、焦虑及其他心理应激反应和适应性问题。

6. 更年期综合征　更年期标志着中年向老年的过渡，女性一般在 45～50 岁左右开始，男性则比女性要晚几年。更年期是生理和心理上比较明显地呈现衰老过程的一个起点，是人生的正常发育阶段。临床表现为头昏、失眠、乏力、注意力不集中、记忆力下降等神经衰弱症状和自主神经功能紊乱，在其影响下，他们在日常生活中表现出神情紧张、情绪起伏波动、易激怒、烦躁、焦虑和抑郁等心理症状，严重时会对生活失去信心。

（三）中年期心理健康维护

1. 掌握心理调节方法与技巧　中年人要在平时的工作、学习、生活中，学习和应用心理调节方法与技巧，例如，培养幽默感；改变非理性认知；采用积极的应对方式；培养乐观、开朗的性格等。中年人要主动适应工作和生活环境，保持健康的情绪，维持心理平衡。

2. 注意劳逸结合　中年人在工作上要量力而行，不要超负荷运转；淡泊名利、陶冶性情；不应因工作繁忙而忽视体育锻炼。适当的文体活动，不仅能消除疲劳，增进身体健康，而且还可陶冶情操，增进心理健康。

3. 保持良好的人际关系　人际关系紧张是影响中年人心理健康的重要原因之一。中年人要注意协调和处理好各种人际关系，要克服虚荣、嫉妒、冲动、软弱、孤僻和过分内向的个性，培养踏实、稳重、果敢、坚韧、合群的个性，建立良好的人际关系。

4. 做好退休前的心理准备　许多老年人退休后的适应困难，都来自于退休前的心理准备不充分。为此，应注意以下几方面：

（1）提前安排退休后的角色转变：退休意味着主要社会角色及社会地位和价值的丧失。为成功做好这一角色转变，要主动设计退休后的社会角色，努力摆脱原有的"社会角色"。

（2）培养新的兴趣和爱好：生活的愉快在于生活的充实，用新的兴趣、爱好填充退休后的时空，是老年人退休后愉快生活的重要保证。因此，退休前新的兴趣和爱好的培养是重要的心理准备内容。

（3）重新认识和调整夫妻生活：包括生活起居的调整以及培养共同的兴趣、爱好等，只要彼此给予更多的理解和关照，情感的依恋会更强，有助于退休前的心理准备和退休后的生活适应。

五、老年期心理健康

老年期，也称成年晚期，是指 60 岁以后的时期。根据联合国教科文组织规定，在一个国家或地区人口的年龄构成中，60 岁以上者占 10% 或 65 岁以上者占 7%，则成为人口老龄化的国家或地区。我国 60 岁以上的老年人已经超过 1.2 亿，是世界上老年人口最多的一个国家。不断提高老年人的心理健康水平，使老年人幸福、愉快地欢度晚年，已成为我国的一个重要卫生课题。

（一）老年期的生理心理特点

1. 生理功能衰退　步入老年，各系统功能趋向衰退。脑细胞减少，细胞功能减弱。心血管功能下降，心脏病、高血压等疾病的发病率增多。肺的肺泡部分相对地减少，由 20 多岁时占肺的60%～70%降至50%以下，肺活量下降。肾脏重量减轻、老化，因而控制能力下降。甲状腺重量减轻，甲状腺功能减弱，甲状旁腺分泌功能下降，肾上腺重量减轻，前列腺肥大，性腺萎缩，分泌功能下降。骨的含钙量减少，脆性增加，容易骨折。皮肤的组织萎缩，弹性下降；皮脂腺萎缩、汗液分泌减少，皮肤干燥、无光泽、皱纹多。肌肉萎缩，弹性减弱，肌力下降。

2. 心理特征发生变化

（1）感知觉功能下降：感知觉是个体心理发展过程中最早出现的心理功能。老年人视力减退，出现"老花眼"，听力也出现下降。

（2）记忆的变化：记忆力下降，无论是识记，还是再认、重现能力均不如中青年。近期记忆差，易遗忘，表现为常忘事；远期记忆保持效果好，常能对往事准确而生动的回忆。理解记忆尚佳，机械记忆进一步衰退。

（3）情绪和人格的改变：情绪趋于不稳定，表现为易兴奋、激惹、喜欢唠叨，情绪激动后需较长时间才能恢复。人格上表现出以自我为中心、猜疑、保守、情绪化、内倾性和顺从性等特点。两性出现同化趋势，男性爱唠叨，变得女性化；女性更爱唠叨，变得更加女性化。

（二）老年期常见的心理问题

1. 退休后综合征　离退休后，老年人的工作、生活环境和社会角色都会发生一系列变化，从为生活奔波的谋职者变成了旁观者，从以工作为重心转为以闲暇为中心，从工作单位为核心转为以家庭为核心，从紧张的生活转为清闲的生活，从接触的人多事多到接触的人少事少，从关怀子女者变成接受子女赡养者，从经济比较富裕者变成收入微薄者，从思想比较积极变为消极，在思想、生活、情绪、习惯、人际关系等多方面出现不适应，表现为"退休后综合征"。

2. 恐惧疾病和死亡　步入老年期，个体常患有一种或多种老年疾病，越来越深刻地意识到死亡的临近，并由此产生心理波动。研究表明，老年人出现死亡念头的频率较高，特别是那些患有一种或多种慢性疾病，给晚年生活带来痛苦和不便的老年人，常会想到与"死"有关的问题，并不得不随时做出迎接死亡的准备，表现出恐惧和焦虑。

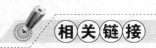 **相关链接**

衰老的理论：死亡为什么不可避免？

衰老的遗传预程理论（genetic preprogramming theories of aging）认为，人的DNA遗传密码包含了细胞繁殖的内置时间限制。当超过由遗传决定那段时间之后，细胞就不再分裂了，个体从此开始走向衰老（Jazwinski, 1996; Finch & Tanzi, 1997）。

磨损理论认为，衰老和身体退化是身体的机械功能磨损完了，就像汽车和洗衣机一样。一些支持磨损理论的研究者指出，为了能进行各种活动，身体会不断制造能量，同时生成副产品。这些副产品与毒素以及日常生活中面临的各种威胁共同起作用，逐渐破坏身体的正常功能。最后的结果就是衰退和死亡。

（三）老年人的心理健康维护

1. 适应退休后的生活，享受老年生活　老年人对退休的现实有一个逐渐适应的过程，帮助他们进行自我调节十分重要。

第一，把退休看作是一个成功生活历程的一部分。对于老年期出现的各种衰退现象，要有思想准备。改变其认知，以乐观的态度，面对人生中"有钱有闲"的这段时间，尽情地享受退休后的时光。第二，坚持学习，活到老，学到老。进"老年大学"一类的学习场所，不仅可以改善老年人的心理活动能力，特别是记忆力和智力，延缓和推迟衰老，还可以使老年人紧跟时代的车轮前进，放宽眼界，生活于集体之中，将学习所得，加上自己过去的知识和经验，做些有益于集体和公众的事，体现个人的价值，减少孤独感和失落感。第三，培养和坚持各种兴趣爱好，做到"老有所乐"。这既可丰富生活，激发对生活的兴趣，又可以协调、平衡神经系统的活动，使神经系统更好地调节全身各个系统、各个器官的生理活动，对推迟和延缓衰老起积极作用。第四，保持必要的人际交往，积极投身社会生活，对生活中的各种问题，面对现实，以切实的方法解决，不退缩，不逃避；参加体育锻炼，保持身体健康；学会寻找快乐，学会享受老年生活。

2. 正确面对疾病和死亡　死亡也是生活的一个部分，只有对死亡有思想准备，不回避，不幻想，才能让老年人克服对死亡的恐惧心理，从容不迫的生活。同时，子女应在生活上积极照料老人，对老人多关心多体贴，多进行情感上的交流，老人有病及时医治，使老人感觉温暖和安全。

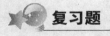 **学习小结**

　　本章主要介绍健康、心理健康、发展、毕生发展的概念，以及心理健康的国内外标准；儿童期、青少年期、青年期、中年期、老年期的心理特点、心理问题和心理健康维护。

（杨秀木）

复习题

1. 什么是健康？什么是心理健康？

2. 心理健康的标准有哪些？

3. 如何进行青少年阶段的心理健康维护？

第 四 章

心 理 应 激

学习目标

掌握：

1. 应激、应激源、应对、社会支持的概念。

2. 应激源分类。

熟悉：

1. 应激的生理反应、心理反应、行为反应。

2. 应激的中介因素。

了解：

1. 一般适应综合征。

2. 应激的理论模型。

3. 应激反应的评定。

生活中，人们会遇到各种各样的事件，产生不同的反应，进而影响人们的健康状况。心理应激作为一种系统理论，有助于认识心理社会因素在疾病发生发展过程中的作用规律，对维护健康、预防疾病具有重要的理论与实践意义。

第一节 概 述

一、应激的概念

应激（stress）也被称为压力，是多学科关注的概念。下面简单介绍在应激研究方面代表性的学者及其对应激的界定。

1. 坎农的稳态与应激 20 世纪 20 年代，生理学家坎农（Cannon WB）提出稳态学说和应激概念，是应激研究的起点。

人体每一部分（细胞、器官、系统）的功能活动都是在一定范围内波动，并通过各种自我调节机制，在变化着的内、外环境中保持着动态平衡。坎农将这种机体在面对环境变化时保持内环境稳定的过程称为内稳态或自稳态。当个体遇到严重的内外环境干扰时，自稳态被打破，个体的生理机制会出现以下变化：①交感-肾上腺髓质系统激活，交感兴奋性增高；②心率加快，血压升高，心肌收缩力增强，心输出量增加；③呼吸频率加快，潮气量增加；④脑和骨骼肌血流量增加，而皮肤、黏膜和消化道血流量减少；⑤脂肪动员，肝糖原分解；⑥凝血时间缩短。坎农将这种面对严重刺激时机体出现的整体反应，称之为应激，即战或逃反应。

坎农的自稳态、应激概念，涉及了内外环境刺激与机体功能反应稳定问题，这与后来的应激研究密切相关。

2. 塞里的"一般适应综合征"与应激 在坎农稳态学说的影响下，1936年，塞里（Selye H）提出"一般适应综合征"和应激概念，标志着现代应激研究的开始。

塞里从20世纪初开始，就一直研究各种刺激因素对人体的影响。他发现，不同性质的外部刺激如冷、热、缺氧、感染及强制性约束等引起的机体反应都是非特异性的，即各种各样的不同因素都可以引起同样的反应，都可以产生同样的应激症状群，称之为一般适应综合征（general adaptation syndrome）。其作用在于维持有机体功能的完整，它的产生一般经历警戒期、抵抗期和衰竭期三个阶段。

（1）警戒期：是机体为了应对有害环境刺激而唤起体内整体防御能力的动员阶段。此时机体的主要生理变化为肾上腺素分泌增加、血压升高及呼吸心率加快，全身的血液集中供应到心、脑、肺和骨骼肌系统，使机体处于最好的准备阶段（准备战斗或逃跑）。

（2）抵抗期：如果持续暴露在有害环境之中，机体就会转入抵抗或适应阶段，通过增加合成代谢以增强对应激源的抵抗程度。在这个阶段中，某些警戒期反应发生改变甚至逆转。

（3）衰竭期：如果继续处于有害刺激之下或有害刺激过于严重，机体会丧失所获得的抵抗能力而转入衰竭阶段。此时动员阶段的症状会再次出现，而且成为不可逆的，也可以造成疾病状态，产生所谓适应性疾病甚至造成死亡。

塞里的主要贡献在于探索了应激导致的肾上腺皮质的反应，是20世纪生物学与医学上的重大进展，但由于塞里过分地强调了人体对紧张刺激的生理反应，而忽略了心理因素在应激中的中介作用，具有其局限性。

3. 拉扎勒斯的应激、认知评价与应对 20世纪60—80年代，以拉扎勒斯（Lazarus RS）为代表的心理学家提出认知评价及应对方式在应激中的重要中介作用。拉扎勒斯认为应激刺激或生活事件虽然是应激源，但应激反应是否出现以及如何出现，决定于当事人对事件的认知。此后，拉扎勒斯等进一步研究应对方式在应激中的中介作用，从而将应激研究逐渐引向应激、认知评价和应对方式等多因素的关系方面。

如上所述，应激是不断发展着的概念，对应激的界定，不同学科、学者持各自见解。综合各种观点，本章将应激界定如下：应激是个体"察觉"各种刺激对其生理、心理及社会系统威胁时的整体现象，所引起的反应可以是适应或适应不良。此定义把应激看作一个连续的动态过程，它既非简单刺激，也非简单反应，而是受多种中介因素影响的动态过程。该过程既包括作为应激源的刺激物，也包括应激反应，更重要的是还包括有机体与刺激物或环境之间的互动作用。

二、应激理论模型

应激的理论模型是用来解释应激发生、发展过程的理论体系。借助于这些理论模型，人们可以更好地理解应激。下面介绍两种主要的应激理论模型。

1. 应激过程模型 该模型认为应激是由应激源到应激反应的多因素作用的过程，见图4-1。

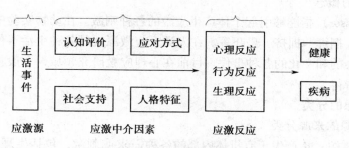

图 4-1 应激过程模型示意图

根据应激过程模型，应激是个体对环境威胁或挑战的一种适应过程；应激的原因是生活事件，应激的结果是适应的和不适应的心身反应；从生活事件到应激反应的过程受个体的认知、应对方式、社会支持等多种因素的影响。

应激过程模型基本上还是单维的，只是反映应激各有关因素之间的部分关系，其中心点是指向应激反应。

2. 应激系统模型 该模型认为应激有关因素之间不仅仅是单向的从因到果或从刺激到反应的过程，而是多因素相互作用的系统，见图4-2。应激系统模型具有以下特征：①应激是多因素作用的系统；②各因素相互影响，可能互为因果；③各因素之间动态的平衡或失衡，决定个体的健康或疾病；④认知因素在平衡和失衡中起关键作用；⑤人格因素起核心作用。

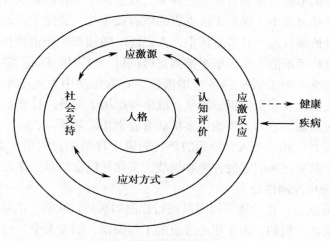

图 4-2 应激系统模型示意图

根据应激系统模型，个体可以对刺激作出不同的认知评价，从而采用不同的应对方式和利用不同的社会支持，产生不同的应激反应；反过来，应激反应也影响社会支持、应对方式、认知评价直至生活事件；同样，认知评价、应对方式、社会支持、个性特征等也可各自或共同影响其他因素或者受其他因素的影响。它们既可以是因，也可以是果。

三、应 激 源

（一）应激源的概念

应激源（stressor）指能够引起个体产生应激的各种刺激。在动物实验中，常见的应激源包括电击、水浸、捆绑、拥挤、恐吓等。在人类，应激源就是各种生活事件，包括来自生物的、心理的、社会的和文化的各种事件。目前在心理应激研究领域，一般将生活事件和应激源作为同义词来看待。

（二）应激源的分类

1. 根据应激源的来源分类

（1）内部应激源：指产生于有机体内部的各种需求或刺激，包括生理方面和心理方面。生理方面如头痛、发热、肢体伤害等；心理方面如期望过高、追求完美、悔恨等。

（2）外部应激源：指产生于有机体外部的各种需求或刺激，包括自然环境和社会环境两方面。自然环境方面有空气污染、噪声、天气炎热等；社会环境方面有人际关系不良、工作不顺心、夫妻感情不和等。

2. 根据应激源的生物、心理、社会、文化属性分类

（1）躯体性应激源：指由于直接作用于躯体而产生应激的刺激物，包括理化因素、生物因素和疾病因素等。例如，冷、热、噪音、机械损伤、细菌、病毒、放射性物质等均属于躯体性应激源。

（2）心理性应激源：指导致个体产生焦虑、恐惧和抑郁等情绪反应的各种心理冲突和心理挫折。心理冲突是一种心理困境，其形成是由于个人同时有两种动机而无法同时获得满足而引起的。心理冲突的形式常见的有双趋式冲突、双避式冲突和趋避式冲突。心理挫折指个体在从事有目的的活动过程中，遇到无法克服的障碍或干扰，致使个人动机无法实现、个人需要不能满足的一种情绪状态。日常生活中，人们随时随地都可能遭遇挫折的情境，因而产生挫折。例如，患重病而不能工作，婚事遭到父母反对，经济困难而不能上学等。

（3）社会性应激源：社会性应激源范围极广，日常生活中大大小小的事，诸如家庭冲突、子女生病、亲人去世、天灾人祸、动乱、战争等都属于此类。社会性应激源是人类生活中最为普遍的一类应激源，它与人类的许多疾病有着密切的联系。

（4）文化性应激源：指一个人从熟悉的环境到陌生环境中，由于生活方式、语言环境、价值观念、风俗习惯的变化所引起的冲突和挑战。文化性应激源对个体的影响持久且深刻。

3. 根据应激源的可控制性分类

（1）可控制性应激源：指个体可以对其进行控制如预防、减弱、消除等的应激源。日常生活中此类应激源很多。例如，由于粗心造成的工作失误，朋友太少，与上级关系紧张等。

（2）不可控制性应激源：指个体不能对其进行控制的应激源。此类应激源难以预防，而且一旦出现作为一个普通人无法消除甚至减少其影响。例如，死亡、交通拥挤、利益分配不

公等。

需要说明的是，这两类应激源的划分是相对的，两者不存在绝对的界线。在一些人看来是可控制的应激源，或许在另外一些人看来则是不可控制的。

此外，根据应激源的强度还可将其分为危机性应激源、重大应激源和日常应激源。其中危机性应激源的强度最大，日常应激源的强度最小。根据应激的现象学分类，还可把它分为：工作中的应激源，恋爱、婚姻和家庭中的应激源，人际关系应激源，经济问题应激源等。由于应激源种类繁多，许多应激源还存在交叉，因此较难对其进行严格的分类。

第二节　心理应激的中介机制

一、认知评价

认知评价（evaluation or appraisal）指个体对遇到的生活事件的性质、程度和可能的危害情况的认知估计。认知评价在生活事件到应激反应的过程中起重要的中介作用。对同样的应激源，认知评价不同，所引起的应激反应也截然不同。例如，一位便衣武警路遇一个强盗，他会认为强盗未对他造成任何威胁，而且他还可趁机抓捕强盗。此情况下，出现强盗几乎未引起武警的应激反应。但若普通人遇到强盗，其应激反应就会比较强烈，原因在于他会自认势单力薄，可能会被强盗抢走财物，甚至危害其安全，他必须迅速做出战斗、逃跑或屈服的决定。

认知评价分为初级评价和次级评价：①初级评价：指个体在某一事件发生时立即通过认知活动判断其是否与自己有利害关系。如果初级评价与己无关，则个体进入适应状态；如果初级评价与己有关，则进入次级评价。②次级评价：指一旦初级评价得到事件与己有利害关系的判断，个体立即会对事件的是否可以改变即对个体的能力作出估计，这就是次级评价。随着次级评价，个体会同时进行相应的活动。如果次级评价事件是可以改变的，采用的往往是问题关注应对；如果次级评价事件是不可改变的，则往往采用情绪关注应对。

认知评价既受其他因素的影响，又影响其他因素。首先，个体人格特征会在一定程度上影响其认知评价。例如，对同样的生活事件乐观者往往比悲观者做出更积极的认知评价。其次，社会支持也在一定程度上影响个体的认知评价。应激反应同样影响认知评价。例如，等待手术期间因过分紧张导致失眠，后者可能使手术当日病人的认知趋向于消极。受认知评价影响较为明显的因素是应对方式。例如，当人们认为某件应激源可控制时，往往采用问题应对的方式应对应激源；而如果认为某件应激源不可控制时，往往采用情绪应对的方式应对应激源。

二、应对方式

应对（coping）又称应对策略或应付，是个体对应激源以及因应激源而出现的自身不平衡状态所采取的认知和行为措施。应对与心理防御机制不同。前者是精神分析理论的概念，是潜意识的；后者是应激理论的概念，主要是意识和行为的。但两者也存在一定联系，例如，两者都是心理的自我保护措施。

应对的分类有很多。Zimbardo（1985）提出，根据应对的目的把应对分为两类：一类是通过直接的行动改变应激源或个体与应激的关系，如抗争（fight）、逃避（flight）、妥协（compromising）等；另一类是通过麻痹自我感觉的活动改变自我，而不是改变应激源，如使用药物、放松治疗、分散注意、幻想等。Bililings 和 Moss（1980）提出应对方式的三种类型：①积极的认知应对，指个体希望以一种自信有能力控制应激的乐观态度评价应激事件，以便在心理上有效地应对应激；②积极的行为应对，指个体采取明显的行动，希望以行动解决问题；③回避应对，指个体企图回避主动对抗或希望采用间接方式如过度饮食、大量吸烟等方式缓解与应激有关的情绪紧张。Lazarus 和 Folkman 的应对分类被人们广泛认可。他们把应对分为问题为中心的应对（problem-focused coping）和情绪为中心的应对（emotion-focused coping）两种。问题为中心的应对，是通过获取如何行动的信息，改变自己的行为或采取行动以改善人与环境的关系的努力。情绪为中心的应对，是调节自己由外界的伤害、威胁引起的不良情绪的努力。从应对是否有利于缓冲应激的作用，从而对健康产生有利或者不利的影响来看，应对分为积极应对和消极应对。

应对方式既受其他因素的影响，又影响其他因素。生活事件属性的不同，应对方式往往不同，连续的负性生活事件可能使个体的应对方式倾向消极。认知评价直接决定个体采用问题关注应对或者情绪关注应对，且个体的认知策略如再评价本身就是一种应对。社会支持在一定程度上可以改变个体的应对方式，如在遇到危急情况时，是否有熟悉的人伴随可以影响个体的应对策略。个性特征也间接影响个体对特定事件的应对方式，例如，具有爆发性人格特征的人在紧急事件面前容易失去有效的应对能力。应激反应同样影响应对方式，如长期慢性应激可以使个体进入失助状态，失去积极应对环境的能力。

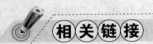 相关链接

心理防御机制

防御机制（defense mechanism）的概念最初由弗洛伊德（Freud）提出，后由他的女儿安娜·弗洛伊德（Anna Freud）对之进行了系统的研究。本章将心理防御机制界定为"人们面对应激情境时，无意识所采取的手段"。它具有三个主要特点：①防御机制属于精神分析理论的内容，是个体无意识采取的应付应激情境的手段；②防御更多地取决于个体自身的心理特点（特别是人格）；③对同一个体，所使用的防御机制具有相对稳定的特点，较少随情境而发生大的变化。

根据发展过程中出现的早晚，心理防御机制分为以下四类：①"精神病性"防御机制：婴幼儿常常采用这种防御机制，正常成人多暂时使用，因精神病患常极端地采用，故称精神病型，包括否认、歪曲和外射等；②不成熟的防御机制：多发生于幼儿期，也常被成年人采用，包括内向投射、倒退和幻想等；③神经症性防御机制：少年期得到充分采用，成年人常采用，但神经症病患常极端地采用，故称神经症型，包括合理化、转移、反向、抵消、补偿、隔离、压抑等；④成熟的防御机制：出现较晚，是一种很有效的心理防御机制，成熟的正常成人经常采用，包括幽默、升华、理智化等。

三、社 会 支 持

社会支持（social support）指个体与社会各方面包括亲属、朋友、同事、伙伴等社会的人以及家庭、单位、党团、工会等社团组织所产生的精神上和物质上的联系程度。社会支持可分为客观支持和主观支持。客观支持指个体与社会所发生的客观的或实际的联系程度，包括得到的物质上直接援助和社会网络关系。主观支持指个体体验到的在社会中被尊重、被支持、被理解和满意的程度。

当前许多研究已证实，社会支持是影响应激反应结果的重要中介变量。它具有减轻应激反应的作用，与应激引起的身心反应呈负相关。目前学术界对社会支持影响个体心理健康的机制存在着两种不同的观点和假设模型。一种观点是独立作用假说，也称为主效应模型（the main-effect model）。该理论认为，无论生活事件存在与否，个体是否处在压力状态下，社会支持始终具有一种潜在的维护身心健康的作用。由于此结论源自研究的统计结果，即统计结果仅发现社会支持对个体身心反应症状的主效应，而未出现社会支持与不良生活事件之间的交互作用，故称为主效应模型。另一种观点是缓冲作用假说，也称为缓冲器模型（the buffering model）。这种观点认为社会支持对健康的影响表现在其能缓冲生活事件对健康的损害，但其本身对健康无直接影响。这种缓冲主要体现在两个方面：其一，社会支持会影响个体对潜在应激事件的认知评价，即由于个体认识到社会支持的存在，不会把潜在的应激源评价为现实的应激源；其二，应激源产生后，足够的社会支持可帮助个体消除或减弱应激源，并对应激源进行再评价，从而缓解应激反应症状。

社会支持既受其他因素的影响，又影响其他因素。生活事件可以直接导致社会支持的问题，例如，临床发现，夫妻经常争吵（生活事件），会导致家庭支持减少。认知因素影响个体社会支持的获得，例如，由于不能正确认识和理解周围朋友的关心，降低了主观社会支持水平。某些应对方式本身就涉及社会支持的问题，如求助、倾诉，因此成功的应对能增加社会支持。个性特征可以影响个体的客观社会支持程度，也可影响其主观社会支持程度。应激反应同样影响社会支持，例如，慢性疼痛综合征病人，后期的社会支持水平会变得很低。社会支持同样也影响认知评价、应对方式和应激反应。

四、人 格 特 征

人格影响应激过程一般通过两种机制：①暴露差异假设（differential exposure hypothesis），即人格因素影响个体暴露于应激源的程度，从而导致应激反应不同。这种情况发生在应激源是人格与应激反应的中介因素的情形下。例如，A 型人格的个体期望较高，往往对自己提出不切实际的要求，从而使其更多地暴露于应激源；敌意较高的个体往往也更多地遭受人际冲突应激源。这种效应可称为人格的直接效应。②反应差异假设（differential reactivity hypothesis），即人格因素影响个体对应激源的反应。这种情况发生在人格缓和应激源与应激反应的关系的情形下，可称之为缓和效应。例如，韧性（hardness）较强的个体在同样应激情境下较少出现应激反应。在此机制中，人格不但可直接缓冲应激反应，还通过人格影响包括认知评价、应对方式、社会支持等在内的其他应激因素实现其缓冲效应。

人格特征也受其他应激有关因素的影响。过多过重的生活事件、负性自动思维、消极应对方式、社会支持缺乏和严重应激反应等情况的长期存在，可以影响个体的人格健全，尤其对青少年更为明显。

第三节 应 激 反 应

一、应激的生理反应

当个体经认知评价而察觉到应激情况的威胁后，就会引起个体生理、心理、行为和社会的变化，这些变化就是应激反应（stress reaction），又被称为应激的心身反应（psychosomatic response）。应激的发生，一般都会导致生理、心理和行为的一系列反应，它们经常是作为一个整体而出现的。

应激的生理反应涉及神经、内分泌、免疫三个调节系统，以下作简单介绍。

（一）应激反应的心理-神经中介途径

应激反应的心理-神经中介途径主要通过交感神经-肾上腺髓质轴。当机体处在急性应激状态时，应激刺激被中枢神经接收、加工和整合，后者将冲动传递到杏仁核，通过第四脑底的蓝斑，使交感神经-肾上腺髓质轴被激活，释放大量儿茶酚胺，引起肾上腺素和去甲肾上腺素的大量分泌导致中枢兴奋性提高，从而导致心理的、躯体的和内脏的功能改变，即上述非特应性系统功能增高，向营养性系统功能降低。具体变化包括：网状结构的兴奋增强了心理的警觉性和敏感性；骨骼肌系统的兴奋导致躯体张力增强；交感神经的激活，会引起心率、心肌收缩力和心输出量增加，血压升高，瞳孔扩大，汗腺分泌增多，血液重新分配，脾脏缩小，皮肤和内脏血流量减少，心、脑和肌肉获得充足的血液，分解代谢加速，肝糖原分解、血糖升高，脂类分解加强、血中游离脂肪酸增多等，为机体适应和应对应激源提供充足的功能和能量准备。但是，如果应激源刺激过强或时间太久，也可造成副交感神经活动相对增强或紊乱，从而表现心率变缓，心输出量和血压下降，血糖降低造成眩晕或休克等。

（二）应激反应的心理-神经-内分泌中介途径

应激反应的心理-神经-内分泌中介途径主要通过下丘脑-腺垂体-靶腺轴。腺垂体是人体内最重要的内分泌腺，而肾上腺皮质是腺垂体的重要靶腺之一。塞里曾用全身适应综合征（GAS）来概括下丘脑-腺垂体-肾上腺皮质轴被激活所引起的生理反应，并描述了GAS三个不同阶段生理变化的特点。当应激源作用强烈或持久时，冲动传递到下丘脑引起促肾上腺皮质激素释放因子（CRH）分泌，通过脑垂体门脉系统作用于腺垂体，促使腺垂体释放促肾上腺皮质激素（ACTH），进而促肾上腺皮质激素特别是糖皮质激素氢化可的松的合成和分泌，从而引起一系列生理变化，包括：血内ACTH和皮质醇增多，血糖上升，抑制炎症，蛋白质分解，增加抗体等。

如果将由上述交感神经系统激活的儿茶酚胺系统和这里的肾上腺皮质激素系统称为两大应激激素，则应激刺激还可以通过下丘脑-垂体系统激活其他如甲状腺和性腺等激素系统。如研究发现，当人在飞行跳伞、阵地作战、预期手术、参加考试等应激情况下，都有上述两轴系统即肾上腺髓质和肾上腺皮质被激活。实验也证明，应激状态下分解代谢类激素如肾上腺皮质激素、髓质激素、甲状腺素和生长激素分泌都增加，而合成代谢类激素如胰岛素、睾丸素等分泌减少；在恢复阶段这些变化正好相反。这些生理变化对个体适应环境提供了一定物质基础。

（三）应激反应的心理-神经-免疫中介途径

在应激反应过程中，免疫系统与中枢神经系统进行着双向调节。一般认为，短暂而不太强烈的刺激不影响或略增强免疫系统，例如，研究发现轻微的应激对免疫应答呈抑制趋向，中等程度的应激可增强免疫应答，强烈的应激则显著抑制细胞免疫功能。但是，长期较强烈的应激会损害下丘脑，造成皮质激素分泌过多，使内环境严重紊乱，从而导致胸腺和淋巴组织退化或萎缩，抗体反应抑制，巨噬细胞活动能力下降，嗜酸性细胞减少和阻滞中性白细胞向炎症部位移动等一系列变化，从而导致免疫功能抑制，降低机体对抗感染、变态反应和自身免疫的能力。例如，对澳大利亚一次火车失事死亡者的配偶进行研究，发现丧亡后第5周，这些配偶的淋巴功能抑制十分显著，比对照组低10倍。另一项研究用老鼠先接触能引起乳房肿瘤的Bittner病毒，然后分成两组，一组生活于强烈应激的拥挤环境中，另一组不予应激刺激，结果前者发生肿瘤者占92%，后者仅为7%。

二、应激的心理反应

应激的心理反应可以涉及心理现象的各个方面，以下重点介绍应激的认知反应和情绪反应。

（一）应激的认知反应

轻度应激刺激如面临考试，可以使人适度唤起，此时个体的认知能力如注意力、记忆力和思维想象力增强，以适应和应对外界环境的变化。这是积极的认知性应激反应。但强烈的应激刺激由于唤起水平过高，也可使个体产生负面的认知性应激反应，表现为：意识障碍，如意识蒙眬、意识范围狭小；注意力受损，如注意集中困难、注意范围变窄；记忆、思维、想象力减退等。以下简介几种负面的认知性应激反应。

1. 偏执 当事人表现认识上的狭窄、偏激或认死理，平时很理智的人，此时可变得固执、钻牛角尖、蛮不讲理；也可表现出过分自我关注，即注重自身的感受、想法、信念等内部世界，而不是外部世界。

2. 灾难化 是一种常见的认知性应激反应。当事人表现为过度强调应激事件潜在的和消极的后果，导致过度的不良情绪反应。

3. 反复沉思 即对应激事件的反复思考，从而影响适应性应对策略如宽恕、否认等机制的出现，导致适应受阻。值得注意的是，这种反复思考不是意识所能控制的，具有强迫症状特性，与某些人格因素有关。

4. "闪回"与"闯入性思维" 指遭遇严重灾难性应激事件以后，在生活里经常不由自主闪回（flashback）灾难的场景，或者脑海中突然闯入（intrusion）既往的一些灾难性痛苦情景或思维内容，表现出挥之不去的特点。这也是创伤后应激障碍的重要症状之一。

5. 否认、投射、选择性遗忘 这些是心理防御机制的表现形式，在某些重大应激后出现，具有一定保护作用，但过度使用也有其不利的一面。

（二）应激的情绪反应

个体在应激时产生什么样的情绪反应以及其强度如何，受很多因素的影响，差异很大。这里介绍几种常见的情绪反应。

1. 焦虑　是最常出现的情绪性应激反应。焦虑是个体预期将要发生危险或不良后果时所表现出的紧张、恐惧和担心等情绪状态。在心理应激条件下，适度的焦虑可提高人的警觉水平，伴随焦虑产生的交感神经系统的被激活可提高人对环境的适应和应对能力，是一种保护性反应。但如果焦虑过度或不适当，就是有害的心理反应。

2. 恐惧　是一种企图摆脱已经明确有特定危险的，可能对生命造成威胁或伤害情境时的情绪状态。伴有交感神经兴奋，肾上腺髓质分泌增加，全身动员，但没有信心和能力战胜危险，只有回避或逃跑。过度或持久的恐惧会对人产生严重不利影响。

3. 抑郁　表现为悲哀、寂寞、孤独、丧失感和厌世感等消极情绪状态，伴有失眠、食欲减退、性欲降低等，常由亲人丧亡、失恋、失学、失业、遭受重大挫折和长期病痛等原因引起。严重抑郁会导致自杀，故对抑郁反应的人应该深入了解有无消极厌世情绪，并采取适当的防范措施。

4. 愤怒　是与挫折和威胁有关的情绪状态。由于目标受到阻碍，自尊心受到打击，为排除阻碍或恢复自尊，常可激起愤怒。此时交感神经兴奋，肾上腺分泌增加，因而心率加快，心输出量增加，血液重新分配，支气管扩张，肝糖原分解，并多伴有攻击性行为。病人的愤怒情绪往往成为医患关系紧张的一种原因。

5. 敌意　是憎恨和不友好的情绪。有时与攻击性欲望有关，多表现为辱骂与讽刺。怀有敌意的个体可能提出不合理或过分的要求。

6. 无助　又称失助，是一种类似于临床抑郁症的情绪状态，表现为消极被动、软弱、无所适从和无能为力。它发生于一个人经重复应对仍不能摆脱应激源影响的情况下。

上述应激负性情绪反应除了直接通过情绪生理机制影响健康外，还和个体其他心理功能如认知能力和行为活动产生交互影响。

三、应激的行为反应

伴随应激的心理反应，机体在外表行为上也会发生改变，这是机体为缓冲应激对个体自身的影响摆脱心身紧张状态而采取的行为策略。

1. 逃避与回避　逃避指已经接触到应激源后而采取的远离应激源的行为；回避指事先知道应激源将要出现，在未接触应激源之前就采取行动远离应激源。两者都是远离应激源的行为。其目的都是为了摆脱情绪应激，排除自我烦恼。

2. 退化与依赖　退化是当人受到挫折或遭遇应激时，放弃成年人应对方式而使用幼儿时期的方式应对环境变化或满足自己的欲望。退化行为主要是为了获得别人的同情、支持和照顾，以减轻心理上的压力和痛苦。退化行为必然会伴随产生依赖心理和行为，即事事处处依靠别人关心照顾而不是自己去努力完成本应自己去做的事情。退化与依赖多见于病情危重经抢救脱险后的病人以及慢性病病人。

3. 敌对与攻击　敌对是内心有攻击的欲望但表现出来的是不友好、谩骂、憎恨或羞辱别人。攻击是在应激刺激下个体以攻击方式做出反应，攻击对象可以是人或物，可以针对别人也可以针对自己。两者共同的心理基础是愤怒。

4. 无助与自怜 无助是一种无能为力、无所适从、听天由命、被动挨打的行为状态，通常是在经过反复应对不能奏效，对应激情景无法控制时产生，其心理基础包含了一定的抑郁成分。无助使人不能主动摆脱不利的情景，从而对个体造成伤害性影响，故必须加以引导和矫正。自怜即自己可怜自己，对自己怜悯惋惜，其心理基础包含对自身的焦虑和愤怒等成分。自怜多见于独居、对外界环境缺乏兴趣者，当他们遭遇应激时常独自哀叹，缺乏安全感和自尊心。倾听他们的申诉并提供适当的社会支持可改善自怜行为。

5. 物质滥用 个体在心理冲突或应激情况下会以习惯性饮酒、吸烟或服用某些药物的行为方式来转换自己对应激的行为反应方式。尽管这些物质滥用对身体没有益处，但这些不良行为能达到暂时麻痹自己，摆脱自我烦恼和困境之目的。

四、应激的综合反应

正如前面所言，所有的应激反应是一个整体，是综合性的反应，可表现为以下几种形式。

1. 亚健康状态（sub-health） 指个体处于健康与疾病之间的一种状态，表现为一种身心疲溃状态。此状态的发展包括三个阶段：①应激唤醒阶段：表现为失眠、焦虑；②能量储备阶段：有慢性的懒散、疲乏和淡漠；③耗损阶段：表现为抑郁、身心疲惫、社会孤独等。

2. 崩溃（burnout） 是一种由于强烈的心理应激而带来的一种无助、绝望的情感体验。表现为体力和精神的极度损耗。

3. 急性应激反应 指由于遭受急剧、严重的心理社会应激因素后，在数分钟或数小时内所产生的短暂心理异常，又称急性应激障碍（acute stress disorder）。临床表现有意识障碍、精神运动性抑制、精神运动性兴奋等。急剧、严重的精神打击为直接原因。

4. 延缓性应激反应 应激除对健康造成即时损害外，还会产生余波效应，又称创伤后应激障碍（post traumatic stress disorder，PTSD），指在应激事件之后一段时间才体验到的反应，主要表现以再度体验创伤为特征，严重影响病人的心理和社会功能，多见于突发的自然灾害之后以及残酷的社会事件之后。

五、应激反应的评定

对于应激反应的评定有多种方法。可以根据应激反应的表现选择相应的量化指标。常用的方法包括自我报告法、行为测量法、生理和生化测量法。

1. 自我报告法 是常用而方便的测量方法，即利用问卷或量表从研究对象处获取资料来评定应激反应的程度。由于应激经常导致焦虑和抑郁的产生，因此测量焦虑和抑郁的一些量表也成为测量应激反应的有效工具。但最常用的用来测量应激反应的量表是 SCL-90 症状自评量表。

2. 行为测量法 由于高应激可以引起个体的行为反应，因此个体行为的发生或改变可以作为应激反应大小的行为指标。例如，Glass 和 Singer（1972）研究发现，人在噪音下或噪音消失后的一段时间内，任务完成水平明显下降。在这里，噪音成为一种应激源，正是由于应激的产生导致了任务完成水平的下降。所以，问题解决能力的改变或任务完成水平的改变也可以作为应激大小的一个测量指标。

3. 生理和生化测量法　当面对应激源时，人们的交感神经被唤起，从而表现为心跳加快、血压升高、皮肤导电性能变化等许多生理反应。这些变化可以通过测量生理指标获得。另外，应激的测量还可以通过神经内分泌功能和生物化学的变化来测量。在应激之下，众多生物化学变化中最重要的是肾上腺素的变化。肾上腺能够分泌皮质类固醇和髓质类固醇。前者用于调节人体的新陈代谢，后者影响交感神经的唤起。这些生物变化已经广泛地应用到应激过程的研究中。其中，皮质类固醇和髓质类固醇的指标能很容易地通过尿样或血浆获得。但是，进行这些生理和生化测量必须要有复杂的仪器。

需要说明的是：由于应激产生的过程和反应都是非常复杂的，因而仅仅通过一种方法来测量难以保证测量的效度。因此，在条件允许的条件下，采用多种测量方法相结合是一条非常有效的途径。

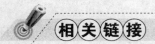 **相关链接**

应激的累积损害效应

Sterling 和 Eyer 于 1988 年提出了变构（allostasis）概念，即机体生理系统根据应激的需求而波动。McEwen 等于 1993 年描述了变构负荷（allostasis load）概念，即机体偏离机体自身稳态的程度。随着慢性应激或者重复性应激的持续存在，变构负荷在增加。这种变构的增加，可通过大量的指标来评估，包括细胞调节免疫能力的降低、皮质醇升高、心率变化能力降低、高水平肾上腺素释放、海马体积缩小、血浆纤维蛋白原的升高和血压升高。

变构负荷的观点强调重大的、慢性的、反复的应激能够导致应激系统的功能失调，随着时间的延长，导致疾病的危险可能被逐渐累加起来。Repetti 提出在充满冲突、虐待、缺少关怀和温情家庭中长大的后代，由于不得不应对慢性应激性家庭环境，这种家庭的儿童发展为面对应激源时的高交感系统反应性和过分的皮质醇反应，这种应激系统及其功能的失调可导致许多疾病的发生。Felitti 和他的同事进行了一个回顾研究。他们让成年人完成一份量表，该量表主要是调查个体早年的家庭环境，了解早年的家庭环境中，其家庭成员之间是相互支持的、温暖的，还是相互苛求、敌对、冲突的关系。他们报告的童年期家庭问题越多，则在其成年期罹患疾病的可能性就越大，这些疾病包括抑郁症、肺部疾病、癌症、心血管系统疾病、糖尿病等。

六、心理应激与健康

（一）心理应激对健康的影响

每个人一生中都会遇到各种各样的应激，一般来说，高强度的、持续时间过长的应激对个体的健康有较大的不良影响。

1. 躯体方面　研究证实，在应激状态下，机体免疫系统的功能会降低，使机体对疾病的易感性增加。由于个体心身反应表现为持续的病理性改变，会形成心身疾病，包括原发性高血压、消化性溃疡、溃疡性结肠炎、支气管哮喘、偏头痛、类风湿关节炎、荨麻疹等。

2. 心理方面　对儿童和青少年来说，高强度的、持续时间过长的应激会影响个体的心理健康发展，导致发展缓慢或停止，如认知功能障碍，人格发展异常，甚至出现发展危机，导致适应不良行为（如吸毒、攻击）和精神障碍的发生；对成人来说，应激会打破原有的心理平衡，出现心理功能失调，如神经症、性心理异常、精神活性物质滥用等，严重的会导致精神崩溃，发生精神障碍（如精神分裂症、反应性精神病等）；对老年人而言，则可能会引发老年痴呆症等疾病的发生。

（二）影响心理应激与健康关系的因素

1. 应激源的性质

（1）应激源的强度：即应激源本身的性质是轻还是重。例如，护士患感冒与护士出现医疗事故这两种应激源相比，前者相对程度更轻，一般不会对个体造成太大影响，而后者属于相对较重的应激源，可能会对个体产生较大的影响。

（2）应激源波及的范围：应激源范围越广泛，应激反应就越强烈，对健康的影响就越大。

（3）应激源持续时间的长短：例如，感冒的病人可能仅经历短期应激，而需要长期卧床的偏瘫病人，其应激源持续时间长，病人的心身反应也更大。

（4）合并应激源的数量：当个体面对单个应激源时，可以集中精力去应对，但个体如果同时要面对几种应激源。如刚刚失去工作、家里老人又得了重病、妻子还闹离婚，在这种情况下，个体会感觉心力交瘁，甚至有即将崩溃的强烈反应。

总之，越强烈的、持续时间越长的应激，以及合并应激源的数量越多越强烈，越有可能对个体的身心健康造成影响。

2. 个体差异　应激对个体健康的影响是因人而异的。即使同一应激源对不同的个体来说，每个人的人格特征、认知评价、应对方式、社会支持可能不同，产生的应激反应强度可能不同，应激持续的时间也可能不一样，因而对个体健康的影响也存在差异。例如，有的人采用建设性应对策略，激发自身内在的潜能和积极性；有的人却出现了严重的身心功能障碍。个体差异主要与个体自身的身体条件、心理状态、社会文化背景有关。

学习小结

　　本章主要介绍应激、应激源、应对、社会支持的概念，以及应激源的分类、应激的理论模型、应激的中介因素和应激反应等方面的内容。应激源是指来自生物的、心理的、社会的和文化的各种生活事件。应激的中介因素包括认知评价、应对方式、社会支持、个性。应激反应涉及认知、情绪、行为等方面。

（曹枫林）

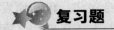**复习题**

1. 解释应激、应激源及应对的概念。
2. 面对同样的应激源，不同的人应激反应是不一样的，请解释其原因。
3. 如何理解应激反应？

第 五 章

心 身 疾 病

随着医学模式的转变，心理社会因素对健康和疾病的影响作用得到重视。现代医学和心理学研究证明，许多疾病的发生发展过程与心理社会因素密切相关，这些因素与人们熟知的病毒、细菌、遗传一样能引起躯体疾病。本章重点介绍心身疾病的一般知识及常见心身疾病的心理社会因素。

第一节 概 述

一、心身疾病的概念

心身疾病（psychosomatic diseases）或称心理生理疾病（psychophysiological diseases），是指心理社会因素在疾病发生、发展过程中起重要作用的躯体器质性疾病和躯体功能性障碍。前者包括冠心病、原发性高血压和溃疡病等，而神经性呕吐、偏头痛、经前期紧张综合征等属于后者。

理解心身疾病的概念需要注意以下几方面：①生物或躯体因素是心身疾病发生和发展的基础，心理社会应激往往起到"扳机"的作用；②个性特征与某些心身疾病密切相关；③心理社会因素在疾病的发生、发展及预后中起重要的作用；④以躯体的功能性或器质性病变为主，一般有比较明确的病理生理过程；⑤心身疾病通常发生在自主神经系统支配的器官上；

67

⑥同一病人可有几种心身疾病存在或交替发生；⑦病人常有相同或类似的家族史；⑧疾病经常有缓解和反复发作的倾向。

二、心身疾病的患病率及人群特征

关于心身疾病的患病率，由于各国对心身疾病界定的范围不同，导致心身疾病的流行病学调查结果差异甚大，国外调查人群患病率为 10% ~ 60%；国内门诊与住院调查结果约为 1/3。

心身疾病患者具有以下特征：①性别特征：总体上女性高于男性，两者比例为 3∶2，但个别病种男性高于女性，如冠心病、溃疡病、支气管哮喘等。②年龄特征：65 岁以上及 15 岁以下的老少人群患病率最低，从青年期到中年期，其患病率呈上升趋势，更年期或老年前期为患病高峰年龄。③社会环境特征：不同的社会环境，心身疾病患病率不同。以冠心病为例，患病率最高为美国，其次为芬兰、前南斯拉夫、希腊及日本，最低为尼日利亚。一些学者认为，这主要受种族差异、饮食习惯、全人口的年龄组成、体力劳动多寡等社会环境因素的影响。④人格特征：一些心身疾病与特定的人格类型有关，如冠心病及高血压的典型人格特征是 A 型人格（type A behavior pattern，TABP）。A 型人格者心血管疾病的患病率明显高于 B 型人格（type B behavior pattern，TBBP）。A 型人格表现为争强好胜、时间紧迫感、急躁敌意、行为带有冲动性、求全责备、刻板主观等特点。B 型人格表现为无竞争压力、不争强好胜、办事慢条斯理等。癌症的典型人格特征是 C 型人格（type C behavior pattern，TCBP），C 型人格癌症的患病率是非 C 型人格的 3 倍。C 型人格常表现为压抑愤怒、情绪表达少等特点。

三、心身疾病的分类

传统上，典型的心身疾病包括消化性溃疡、溃疡性结肠炎、甲状腺功能亢进、局限性肠炎、类风湿性关节炎、原发性高血压病及支气管哮喘。目前，把糖尿病、肥胖症、癌症等也纳入心身疾病范围。以下介绍比较公认的心身疾病分类。

1. 内科心身疾病

（1）心血管系统心身疾病：原发性高血压病、冠心病、阵发性心动过速、心率过缓、期前收缩、雷诺氏病、神经性循环衰弱症等。

（2）消化系统心身疾病：胃、十二指肠溃疡、神经性呕吐、神经性厌食症、溃疡性结肠炎、过敏性结肠炎、贲门痉挛、幽门痉挛、习惯性便秘、直肠刺激综合征等。

（3）呼吸系统心身疾病：支气管哮喘、过度换气综合征、心因性呼吸困难、神经性咳嗽等。

（4）神经系统心身疾病：偏头痛、肌紧张性头痛、自主神经功能失调症、心因性知觉异常、心因性运动异常、慢性疲劳等。

（5）内分泌代谢系统心身疾病：甲状腺功能亢进、垂体功能低下、糖尿病、低血糖等。

2. 外科心身疾病　全身性肌肉痛、脊椎过敏症、书写痉挛、外伤性神经症、阳痿、过敏性膀胱炎、类风湿性关节炎等。

3. 妇科心身疾病　痛经、月经不调、经前期紧张综合征、功能性子宫出血、功能性不孕症、性欲减退、更年期综合征、心因性闭经等。

4. 儿科心身疾病　心因性发烧、站立性调节障碍、继发性脐绞痛、异食癖等。

5. 眼科心身疾病　原发性青光眼、中心性视网膜炎、眼肌疲劳、眼肌痉挛等。

6. 口腔科心身疾病　复发性慢性口腔溃疡、颌下关节紊乱综合征、特发性舌痛症、口吃、唾液分泌异常、咀嚼肌痉挛等。

7. 耳鼻喉科心身疾病　美尼尔综合征（Meniere's syndrome，MS）、咽喉部异物感、耳鸣、晕车、口吃等。

8. 皮肤科心身疾病　神经性皮炎、皮肤瘙痒症、斑秃、多汗症、荨麻疹、银屑病、湿疹、白癜风等。

9. 其他　癌症、肥胖症等。

随着心身医学研究的不断深入，人们越来越重视心理社会因素在疾病的发病、诊断、治疗和预后中发挥的作用，新的心身疾病不断被人们提出。例如，过去被认为是纯生物学病因的疾病——乙型肝炎，现在发现与心理社会因素关系密切。

第二节　心身疾病的发病机制

从 20 世纪 30 年代起，学者们从不同角度研究解释心理社会因素为什么会引起躯体疾病，其发生、发展过程如何。归纳起来，解释心身疾病发病机制的理论主要有心理动力学理论、心理生理学理论和行为学习理论。

一、心理动力学理论

以弗洛伊德为代表的心理动力学派，在精神疾病的研究中，强调无意识领域中的心理冲突在致病中的重要作用，认为人内在的矛盾或情绪紊乱是心理与行为变态的根源。应用精神分析的理论和方法研究心身疾病的发病原因，提出了心身疾病的心理动力学理论，代表人物是美国芝加哥的亚历山大（F. Alexander）。

该理论重视潜意识心理冲突在心身疾病发生中的作用，认为个体特异的潜意识心理冲突引起特定的心身疾病。心身疾病的发病包括三个要素：①未解决的心理冲突；②身体器官的脆弱易感倾向；③自主神经系统的过度活动性。心理冲突多出现于童年时代，常常被压抑到潜意识之中，在个体成长过程中，受到生活事件或社会因素的刺激时，这些冲突会重新出现，如果这些心理冲突找不到恰当的途径疏泄，就会通过过度活动的自主神经系统而释放，从而引起自主神经系统的功能障碍和所支配的脆弱器官损伤，导致心身疾病。

二、心理生理学理论

心理生理学的研究侧重于阐明发病机制，重点说明哪些心理社会因素，通过何种生物学机制作用于何种状态的个体，导致何种疾病的发生。

20 世纪 20 年代，美国生理学家坎农（Cannon）认为强烈的情绪反应（如恐惧、愤怒等），可引起动物体内自主神经、内分泌、心血管等代谢活动的剧烈变化，导致机体生理功能的改变。

20 世纪 30 年代，被誉为"医学爱因斯坦"的加拿大学者塞里（Selye）提出"应激"学说，认为各种有害因素作用于机体后所引起的适应性反应，是非特异性的，称全身适应综合征。如机体长期处于应激状态，适应机制衰竭，某些系统或器官功能损伤，出现病理改变，就会出现应激性疾病或心理生理疾病，即心身疾病。

20 世纪 50 年代以后，美国的沃尔夫（Wolf）等在纽约大学经过了 30 多年的生理心理疾患研究实验后，提出了心理生理学理论。这一研究重视现代化的科研设计和数据处理，其指导思想非常强调有意识心理（如情绪）与可测量到的生理、生化变化之间的联系，从而深入探索由心理社会应激引起的情绪，是通过何种途径引起躯体生理和生化的变化而导致疾病的发生。

心理生理学理论研究采用精细的实验手段及比较可靠的量化观察，近年来已逐渐成为心身相关理论研究的趋势。

三、行为学习理论

这条途径的基础是条件反射学说或学习理论，主要代表人物是米勒（Miller）等心理学家。该理论认为某些社会环境刺激引起个体习得性心理和生理反应，特殊环境因素的强化，或通过泛化作用，使习得性心理和生理反应被固定，从而演变成为症状与疾病，如情绪的紧张、呼吸加快、血压升高等。紧张性头痛、过度换气综合征、高血压等心身疾病的形成，均可用此机制解释。基于此原理提出的生物反馈疗法和其他行为治疗技术，被广泛地应用于心身疾病的治疗。

四、综合的心身疾病发病机制

目前，关于心身疾病的研究主要是综合采用心理动力学、心理生理学和行为途径的方法。因为这三条途径互为补充，从不同角度和层面去研究心身疾病的发生发展过程，只有将它们有机结合起来，才能更深入地认识心身疾病。

综合性的心身疾病发病机制认为：当外界刺激作用于机体时，机体在认知-情绪-躯体-行为多个层面发生系列变化，这些变化相互影响、相互作用，最终引起心身疾病。

第三节　常见的心身疾病

一、原发性高血压

原发性高血压也称高血压病，是以动脉血压升高为特征，伴有血管、心、脑、肾等多脏器功能损害的全身性疾病，占全部高血压病人的 90% 以上。

原发性高血压是一种高发病率、高致残率、高死亡率的疾病，是引起冠心病、心肌梗死、脑出血和脑栓塞等疾病的常见诱因。目前，中国有1亿多高血压病人，每年新增300万人以上。脑卒中病人中，有76％的人有高血压病史；冠心病病人中，有65％有高血压病史。

（一）心理社会因素与原发性高血压

1. 心理行为因素

（1）情绪紧张和创伤导致大脑皮质兴奋和抑制过程失调，缩血管中枢冲动占优势，引起血压升高。

（2）人格因素：A型行为与高血压密切相关。研究表明，高血压病病人中有79.5％的人具有A型行为特征。

（3）不良行为：①高盐饮食行为：是发生高血压的重要原因，每日食盐量＞7克，过多的Na^+可沉积在动脉管壁而发生动脉硬化，同时过多的Na^+使水分潴留，血容量增加，血压升高；②致肥胖行为：如高脂、高糖饮食及运动少，也促进高血压病的发生。肥胖者高血压发病率是正常人的2～6倍；③烟酒嗜好行为：有烟酒嗜好者易患高血压，中等量以上的饮酒者，其发病率明显增高。

2. 社会因素

（1）职业应激：职业性质影响血压水平。需要注意力高度集中，过度紧张的脑力劳动，对视、听觉过度刺激的工作环境，均易使血压升高。例如，对公安系统的518人进行健康体检发现，238人患高血压，其患病率高达45.9％，而且发病年龄大大提前，30～49岁者占总发病人数的79％，这与公安职业紧张、压力大、长期心身耗竭有关。

（2）社会应激：经济拮据、家庭不和睦、工作不顺心、事业受挫、人际关系紧张、个人需要得不到满足、社会动乱、战争等，均与高血压发病有关。

（3）社会孤独和缺乏社会支持的人容易发生焦虑、抑郁，与高血压的发病密切相关。

（4）文化休克：不同民族和国家的风土人情、生活习俗、行为模式等有很大差异。当一个人从熟悉的文化环境到另一个陌生的文化环境时，常常会产生由于态度、信仰的差异而出现的危机与陌生感，严重影响个体的社会功能和正常生活秩序，产生所谓"文化休克"。由此而引起的焦虑、恐惧、愤怒、敌意、无助、抑郁等负性情绪均与心血管疾病有关。

（5）自然环境应激：自然灾害如地震、海啸、洪水、雪冻等造成的强烈应激，使人们惊恐万状、焦虑不安、精神崩溃，高血压发病率会明显升高。

（二）原发性高血压病人的心理护理

1. 心理支持　让患者倾诉内心矛盾冲突，以及发泄敌意、怨恨、焦虑、紧张和不满，找出病人被压抑的潜意识的矛盾冲突，给予疏导和心理支持，以减轻患者的心理压力。

2. 放松训练　是目前配合治疗原发性高血压病常用的一种行为疗法。松弛疗法的具体操作如下：病人自由坐在舒适的椅子上，入静，排除杂念，处于"无我"状态，全身肌肉放松，呼吸深慢平静。每日1～2次，每次15分钟。如此反复进行3～6个月，最终能达到"随意"控制血压至正常水平。

3. 生物反馈训练　利用生物反馈原理使个体学会放松反应。将血压或脉搏用声音或屏幕显示出来，作为反馈信息，通过呼吸、放松、平静等调节，使血压得到控制，如此反复训练可以达到控制血压的目的。

4. 运动训练　气功、太极拳、快步走、慢跑等有氧运动，能消耗过多的儿茶酚胺类物质，达到降压和减脂作用，减少并发症，增强体质和延年益寿。

5. 行为矫正 针对因不健康生活方式（如高盐饮食、高热量饮食、肥胖、酗酒、缺乏运动等）而致病的病人进行行为矫治，是预防和治疗原发性高血压的有效途径；另外，对 A 型行为的矫正对高血压病的治疗也有一定的效果。

二、冠状动脉硬化性心脏病

冠状动脉粥样硬化性心脏病是指冠状动脉粥样硬化使血管腔狭窄或阻塞导致心肌缺血缺氧而引起的病变，其基本问题是心肌供血不足，因而又称缺血性心脏病。在许多国家，冠心病已成为造成死亡的主要原因。在美国，本病占所有死亡原因的 1/3 ~ 1/2，占所有因心脏病死亡的 50% ~ 70%，男性为女性的 3 倍。

大量研究表明，冠心病的发生、发展与生物、心理和社会因素有关，包括遗传、高血压、高血脂、吸烟、肥胖、少运动、A 型行为特点、社会关系不协调和焦虑抑郁等多种危险因子。

（一）心理社会因素与冠心病

单纯用遗传、高血压、高血脂等生物因素不能完全解释冠心病，吸烟、活动过少、心理社会压力、不良情绪以及 A 型行为等因素同样是冠心病的重要危险因素。

1. 人格因素 20 世纪初，英国著名医生 Williamosler 指出：典型的冠心病病人是"敏锐、有雄心的人，他的引擎指示器总是处在'全速前进'上"。1950 年，美国学者 Friedman 和 Rosenman 发现冠心病病人的行为特征与正常健康人有很大差异，多具有 A 型行为特征。为证实 A 型行为与冠心病之间的关系，Friedman 和 Rosenman 联合多国内科医生实施了一项"西方协作研究计划"（Western Cooperative Group Study，WCGS）。这项前瞻性研究的结果证实：A 型行为确实是冠心病的危险因素。随后进行的许多流行病学研究证实，冠心病和 A 型行为之间存在肯定的联系。1978 年，A 型行为与冠心病有关的结论得到了世界心肺和血液学研究学会的确认。

2. 生活事件 一般认为，经历的生活事件越多，冠心病的发生、复发及死亡率越高。瑞典一项研究表明，患者在心肌梗死发作前 6 个月内的生活事件评分大幅度升高，远远超过患者自己前两年的水平，可达 3 ~ 4 倍以上。我国学者采用生活事件量表对冠心病患者进行对照研究，一致发现冠心病患者发病前生活事件频度和生活事件紧张值高于健康对照组。

3. 负性情绪 不仅加速冠心病发生、发展的进程，影响治疗、康复和生活质量，而且是引发猝死、心肌梗死的重要危险因素。冠心病病人受病前各种生活事件的影响，极易产生焦虑、抑郁、孤独等负性情绪。有研究应用焦虑自评量表和抑郁自评量表对冠心病病人进行情绪障碍调查显示，52% 的病人有明显焦虑，80% 以上的病人有不同程度抑郁。

4. 生活方式 吸烟、缺乏运动、过食等因素已被公认为冠心病的危险因素。饮食与冠心病的关系主要集中在脂肪摄入，脂肪决定了血液中胆固醇的水平，后者是冠心病的重要危险因素。

2012 年，我国卫生部公布的一项研究显示，我国 20 岁以上人群中，高胆固醇血症的患病率为 9.0%，临界性高胆固醇血症的患病率为 22.5%。这意味着我国患有高胆固醇血症的人数近 1 亿。因此，我国正处于冠心病的发病上升期。

（二）冠心病病人的心理护理

1. 心理支持　让患者倾诉内心的体验和感受，给予支持、鼓励，减轻患者心理压力。

2. 矫正 A 型行为　对防治冠心病具有积极意义。具体方法有：冠心病知识和 A 型行为知识教育；松弛训练；认知-行为疗法。其他如音乐疗法、肌电生物反馈疗法等对矫正 A 型行为也有疗效。

3. 调节生活方式　主要包括戒烟、减轻体重、运动、控制高血压、控制酒精摄入、加强饮食管理等，这有助于降低发病率和死亡率。

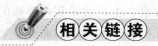

相关链接

矫正 A 型行为

针对匆忙感：

1. 建立每天记录匆忙事件及其原因的习惯，每周一小结；

2. 当一个耐心的听众，不打断别人的谈话；

3. 放弃同时思考几个问题或做多种事情的习惯；

4. 需要等待时，可看书、看杂志，避免焦躁发脾气；

5. 不要超过你前面走得快的人；

6. 时间短、任务多时，先易后难，一件一件解决，不要操之过急。

针对争强好胜：

1. 增加对他人的理解，减少敏感和不信任；

2. 对帮助过你的人诚心说声谢谢；

3. 向你认识的人自然微笑，主动热情打招呼；

4. 当不能肯定自己对错时，说声"可能我错了"；

5. 在玩乐时，不必太过认真，学会愿意认输；

6. 面对焦虑时，深呼吸放松自己，坦然平静；面对挫折、打击、不顺利时，做到安慰自己退一步海阔天空。

三、支气管哮喘

支气管哮喘是由嗜酸性粒细胞、肥大细胞和 T 淋巴细胞等多种炎性细胞参与的气道慢性炎症，表现为反复发作性的喘息、呼吸困难、胸闷或咳嗽等症状，常在夜间和（或）清晨发作、加剧。支气管哮喘是严重威胁人类健康的慢性疾病，全球患病人数大约 1 亿。我国的患病率成人为 1%，儿童达 3%。研究表明哮喘的发作与心理社会因素密切相关。

（一）心理社会因素与支气管哮喘

1. 人格因素　研究发现，支气管哮喘病人具有依赖性强、较被动顺从、敏感、易受暗示、情绪不稳定、希望被人照顾和自我中心等特点。这主要是因为过度焦虑、依赖及心理压抑等因素影响自主神经系统，继而影响支气管平滑肌，导致哮喘发作。

有研究认为许多哮喘病人（约占1/2）有强烈的乞求他人（特别是母亲及其替代者）保护的潜意识，对与母亲分离特别敏感；这种特点由母亲对哮喘儿童的态度所引起。儿童期，母亲的强势人格，如过分细致周到安排孩子的生活、过分关注患儿的哮喘行为，可使儿童通过操作学习机制形成条件反射，致哮喘发作更容易延续。治疗中发现，哮喘患儿一旦住院，治疗方案不变，只是医务人员不像其父母那般对患儿的哮喘发作过分焦虑，反而利于其病情改善。

2. 应激因素　目前认为心理应激可能通过以下途径诱发或加重哮喘：①强烈的情绪变化作用于大脑皮质，大脑皮质的兴奋作用于丘脑，通过迷走神经，促进乙酰胆碱释放，引起支气管平滑肌收缩、痉挛、黏膜水肿而导致哮喘；②不良的精神刺激通过中枢神经系统引起内分泌功能失调和各种激素分泌异常，包括促皮质激素、去甲肾上腺素、生长激素和内啡肽的变化；③心理功能失调通过中枢神经系统，特别是丘脑下部，干扰机体正常免疫功能和影响机体对外界各种不良刺激反应的敏感性。

3. 职业环境因素　包括家庭居住环境，如经常暴露于烟雾、尘埃中的儿童哮喘患病率高于对照组儿童；空气污染、呼吸道感染与儿童哮喘的发生关系密切；摄入某些特异性食物可以引发哮喘；从事油漆、汽修等工作的人群易引起哮喘。

易诱发哮喘的药物主要有两类：一类是阿司匹林类的解热镇痛药，另一类是作用于心脏的药物，如普萘洛尔等。磺胺类药物因引起变态反应而诱发哮喘发作；此外，儿童大哭大笑、剧烈运动、恐惧紧张等刺激可引起哮喘发作。

（二）支气管哮喘病人的心理护理

1. 发作期　心理护理的重点是提供心理支持。此期病人最典型的心理问题是紧张、烦躁、恐惧。护士应用坚定而沉稳的语言鼓励和安慰患者，可轻拥儿童，示范深慢呼吸动作，以此使患儿放松紧张的身体，给以信心，达到镇静的目的，逐步缓解哮喘发作，争取治疗时间。

2. 缓解期　心理护理的主要任务是提高病人的自护能力。当病人哮喘状态有所缓解时，护士应耐心询问或与病人共同分析其哮喘发作的具体原因，以便实施有针对性的心理护理。如果病人由于沮丧、失望、恐惧等紧张情绪诱发哮喘，即针对造成其紧张情绪的事件，采取相应的情绪疏导措施，缓解病人的紧张；如果病人因周围有人哮喘发作，导致其情绪紧张，可在条件许可时使病人尽量远离刺激源，或实地训练和帮助病人克服敏感、焦虑等不良情绪。

病人有时会根据其经验，每当哮喘发作之前，即出现精神紧张，将注意力集中于对发病的恐惧，反而促成发病。针对此类病人，护士应指导其进行心理自护。指导病人在预感哮喘发作征兆时保持镇静，把注意力转移到其他事情上，

建议病人建立一份"档案"，记录每次发作的时间、轻重程度、周围环境、当时的情绪、有无其他特殊事件、有无疲劳或剧烈活动等，以便找出哮喘发作的诱发因素，采取适当措施避免疾病复发。

四、消化道溃疡

消化道溃疡主要是指发生于胃和十二指肠球部的慢性溃疡，是较早公认的心身疾病。人群发病率约10%，男性是女性的2~4倍，青壮年发病者居多。我国流行病学调查显示，约有60%~84%的初患或复发的消化道溃疡患者，在症状出现前1周受过严重的生活刺激，如

人际关系紧张、事业受挫等。

（一）心理社会因素与消化道溃疡

Alexander（1960）很早就从心理动力学观点出发，提出有3个因素参与溃疡形成：遗传易感倾向、长期的内心冲突、社会应激的激活。心理因素可引起自主神经系统和内分泌系统活动的变化，影响胃肠系统，进而造成溃疡的产生。此外，许多学者从生活事件、人格因素、职业应激与消化性溃疡的关系等方面展开探讨。

1. 社会因素　工作环境紧张与消化道溃疡密切有关，例如，军人、驾驶员、外科医生、教师、编辑、记者、翻译、导游等胃肠道疾病的发病率较高，这些职业人群多数都有诸如"工作紧张，不能按时吃饭"等特点。工作、生活繁忙，人们精神长期过度紧张已成为导致许多胃肠道疾病的重要原因。

2. 情绪因素　胃肠道被认为是最能表达情绪的器官，所以，情绪上的点滴波动，胃肠道都能未卜先知。抑郁、悲伤、沮丧可使胃黏膜苍白，分泌减少；愤怒、紧张、厌恶、惊慌、憎恨、激动、应激可以引起胃液分泌增加，胃酸和胃蛋白酶持续增多，引起消化性溃疡。

3. 紧张性生活事件　有研究者对比了溃疡病与健康人之间的生活事件差异，发现病人组经历的生活事件多，病人抱怨家庭矛盾多（占30%），经济压力大（占50%）。而健康对照组中家庭矛盾的比率只有3%，经济压力11%。

4. 人格特征　研究发现，溃疡病病人多具有工作认真负责，有较强的进取心，有强烈的依赖愿望，易怨恨不满，常常压抑愤怒，孤僻、悲观、遇事思虑过分，事无巨细，苛求，井井有条，稍不顺心就情绪波动、易怒，但又常常压抑在心理不能发泄出来。具有这种人格特征的人，遇到较多生活事件压力而致溃疡病发生。

5. 心理应激　动物实验表明，警戒、回避电击的应激或束缚性应激均可诱发溃疡。紧张性生活事件造成心理应激时，促肾上腺皮质素释放因子、糖皮质激素、儿茶酚胺等作用于消化道的激素分泌增加，可致胃肠运动功能紊乱，改变胃酸分泌，从而诱发消化性溃疡。

6. 不良行为习惯　对溃疡病人与健康人之间的对比研究发现，病人中有不良习惯者多于对照组（病人中48%每天服用阿司匹林，39%每天饮酒，67%每天吸烟）；而健康对照组中服阿司匹林、饮酒、吸烟者分别为12%、24%和28%。

（二）消化道溃疡病人的心理护理

1. 行为干预　向病人介绍消化道溃疡的诱因、临床特点和治疗，矫正吸烟、饮酒等不良习惯，合理膳食，如规律饮食、少食多餐、忌坚硬过冷过热食物等。

2. 心理支持　向病人解释消化道溃疡的性质，认识情绪变化与消化道溃疡的关系，鼓励病人保持乐观心态，缓解不良情绪，采取健康生活方式，减少负性情绪对疾病的影响，降低复发率。

还可以针对具体病人采用松弛训练等方法减轻情绪反应。对于有明显心理应激史、情绪反应强烈和抑郁倾向的病人可以配合使用抗抑郁剂。

五、糖 尿 病

糖尿病是一种典型的内分泌系统疾病，基本病理特点是胰岛素分泌相对或绝对不足以及靶细胞对胰岛素的敏感性降低或胰岛素本身结构存在缺陷，而引起以糖代谢紊乱为主，继发脂肪、蛋白质、水、电解质等代谢障碍，表现为高血糖、糖尿。糖尿病的病因和发病机制十分复杂，目前尚未完全清楚，一般认为是多因素综合作用的结果，其中，心理社会因素具有重要的作用。现代医学研究表明，心理因素可以通过大脑边缘系统和自主神经系统影响胰岛素的分泌。当人处于紧张、焦虑、恐惧或受惊吓等应激状态时，交感神经兴奋，使肾上腺素的分泌增加，间接抑制胰岛素的分泌和释放，使血糖升高。

（一）心理社会因素与糖尿病

1. 个性因素 20 世纪 40 年代，调查认为大多数糖尿病病人性格不成熟、被动依赖、做事优柔寡断、缺乏自信，常常有不安全感。这些人格特点当时被称作"糖尿病人格"。人格特征会降低病人对精神压力的耐受性，使之易产生紧张不安等负性情绪体验。

2. 负性情绪 糖代谢紊乱可直接使病人产生抑郁、焦虑。糖尿病病人中具有临床意义的抑郁症状发生率高达 21.8% ~ 60.0%。抑郁、焦虑症状可能是糖尿病综合征的固有症状之一。

青少年糖尿病病人情绪更易波动，常见激动、愤怒、抑郁与失望的情绪反应。成年期病人也会出现失望、无所适从、悲哀、忧愁、苦闷，对生活失去信心，应对外界挑战和适应生活的能力下降，甚至出现自杀意念和行为。

3. 心理应激 调查发现 2 型糖尿病病人中双亲去世、家庭破裂、离婚、失业等严重生活事件较多，而且，此类严重生活事件都发生在糖尿病发病前。临床资料表明，一些糖尿病病人在饮食和治疗药物不变的情况下，会因为生活事件的突然袭击，使病情在一夜之间迅速加剧，甚至出现严重的并发症。

（二）糖尿病病人的心理护理

1. 情绪疏导 护士可以根据病人疾病不同阶段的心理特点，真诚与病人沟通交流，倾听他们心中的压力与烦恼，鼓励患者向其家人、朋友倾诉，以获得亲人的理解与支持，必要时也可以鼓励患者向专业心理咨询人员倾诉。满足他们被爱、被关心、被尊重的心理需求，帮助其解除心理顾虑，消除负性情绪，充分调动其主观能动性。同时，护士可以在恰当的时机给病人提供效果明显好转的病案，告诉病人只要系统治疗就能控制血糖、预防并发症的发生，使病人心情舒畅，减轻心理负担，树立战胜疾病的信心。

2. 健康教育 积极开展健康教育，指导病人科学地安排生活、饮食和体力活动，帮助病人及其家属尽可能多的掌握糖尿病基本知识、注射胰岛素技术和血糖测定技术。指导病人正确认识糖尿病，理解虽然目前的医疗技术水平尚不能根治糖尿病，但是经过医患共同努力，糖尿病完全可以控制，病人完全可以像正常人一样生活、工作和学习，并享受正常寿命，使病人有信心战胜疾病。

3. 鼓励参与活动 消除病人因患病而感觉孤独的最好方法是鼓励病人积极参与相关活动，如可鼓励其与病友交流；可向病人提供当地的病友俱乐部，使病人在团体组织中学习、适应患病后的生活，建立有益于健康的生活方式。

六、癌 症

癌症是威胁人类生命最严重的一类疾病，是人类三大死因之一。在我国城市，癌症已经位列人群死亡谱的前列，超过心脑血管疾病。目前全国每年恶性肿瘤的发病人口为 160 万，死于恶性肿瘤的人口有 130 万。

世界卫生组织已将癌症明确划为是一种生活方式疾病。不良的生活方式，如饮食、烟酒、缺乏运动、应激等均可使人易患癌症。近年来，随着生物-心理-社会医学模式的普及，人们重新认识到心理因素在癌症发生和发展中的作用，在此基础上成立了一门新的学科心理肿瘤学，主要研究肿瘤领域中的心理社会和心理生物问题。

（一）心理社会因素与癌症

1. 情绪因素　我国在 1987 年开始了对胃癌与心理因素关系的调查，发现爱生闷气在胃癌发生中起很重要的作用。研究表明，癌症患者要比一般人更加抑郁。此外，愤怒的表达方式在癌症发生中的作用越来越受到重视，癌症与愤怒的压抑、不外泄、内藏有关。

2. 生活事件　癌症病人发病前生活事件发生率比其他人高。我国大庆的一项调查发现，胃癌病人在被确诊前的 8 年内有 76% 的病人报告遇到过对他有重要影响的生活事件；在被确诊前的 3 年内有 62% 的病人报告遇到过生活事件。

3. 人格特征　英国学者 Greer 等提出了癌症易感人格，称作 C 型行为。之所以用 C 表示，一是取用 Cancer 的字首，另一个解释，是继与冠心病患病有关的 A、B 行为之后，用 C 表示。目前认为，C 型行为的主要行为特征是：过分合作、协调、姑息，谦让、自信心不足，过分忍耐、回避冲突、屈从让步、负性情绪控制力强，追求完美、生活单调等。这种过于息事宁人的个性，长期使自己处于失望、愤怨和抑郁之中，由此破坏体内免疫功能，最后导致癌细胞的生长、繁殖。

4. 社会支持　Levy（1990）研究乳腺癌病人接受社会支持程度与预后关系，发现有五项因素显著影响自然杀伤细胞活动水平，这些因素是得到配偶或知己高质量的情感支持、得到医生的支持、肿瘤雌激素受体水平、外科手术切除、积极寻求支持。

（二）癌症病人的心理护理

1. 告知癌症诊断的原则　癌症诊断明确后，困扰许多医护人员和病人家属的第一个问题可能是要不要将诊断告诉病人。国外许多医护人员认为，一旦明确诊断，便应当将真相连同治疗计划一起告诉病人。

国内通常的做法是将诊断告诉病人家属，当病人问起时，医护人员或家属断然否认，或支吾搪塞。这种做法的好处是：①使家属有所准备，为病人安排治疗；②可为病人留下心理调适的时间，避免告知诊断带来的巨大心理冲击。

然而，大多数病人可以通过对自身病情的观察，从所用药物以及周围人对自己的行为和态度变化中猜测到真相。在这种情况下医护人员如矢口否认，就会使病人产生被抛弃感和对医护人员的不信任感，甚至更加相信癌是不治之症。因此，应依据每个病人的人格特征、应对准备等，审慎灵活地决定是否告以真情以及告知的适当时机与方式。

2. 纠正错误认识　病人的许多消极心理反应均来自于"癌症等于死亡"的错误认识。因此医护人员应向病人灌输科学的医学知识，一方面承认癌症是种严重的疾病；另一方面使病人相信只要配合治疗，保持良好的心理状态，癌症是可以治疗的，即使不能治愈也可与癌症长期共存。

3. 引导病人采取积极的应对方式　帮助病人适时发泄愤怒，疏泄紧张情绪。运用一些放松技术调整情绪。改变认知，重新评价事件，寻找生命中的闪光点，看到希望。即使疾病不能治愈，也应适应现实，平静地接受现实。

4. 情感支持　医护人员和家属亲友为病人提供情绪帮助，通过安慰、鼓励、劝导等手段，缓解病人的紧张情绪，使病人能怀有信心和希望。

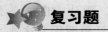 学习小结

　　　心身疾病是指心理社会因素在疾病的发生发展过程中起主要作用的躯体疾病。解释心身疾病发病机制的理论主要有心理动力学理论、心理生理学理论和行为学习理论。心身疾病范围很广，各个系统都有。常见的心身疾病包括原发性高血压病、冠状动脉硬化性心脏病、支气管哮喘、消化性溃疡、糖尿病、癌症。这些心身疾病的发生都与心理社会因素的刺激和相应的人格特征有关。

（曹卫洁）

复习题

　　1. 如何理解心身疾病？

　　2. 在你的周围有否高血压、冠心病的病人，他们的个性因素和生活方式有什么样的特点？

第 六 章

异 常 心 理

　　在临床心理护理的过程中，护理人员不仅要掌握护理对象基本的心理过程和心理特征，还要能科学地识别和判断其可能存在的异常心理和不良行为，在此基础上，才能采取针对性的心理干预措施。因此，了解异常心理的相关知识十分必要。

第一节　概　述

一、异常心理的概念

　　异常心理又称变态心理（abnormal psychology），是指人的认知过程、情感过程、意志过程和人格特征发生偏离正常的改变。

　　心理活动的"正常"与"异常"是相对而言的，没有绝对的界限。总体而言，异常心理是指偏离常态的心理现象，有的具有病态的特点，有的则不属于病态。对异常心理的判断应结合各种主客观因素综合分析。

二、异常心理的判断标准

　　鉴于异常心理与正常心理之间差别的相对性，加上多种主客观因素的影响，目前，还没有一个绝对的标准去诊断异常心理，常需综合考虑以下几种判断标准。

（一）经验标准

经验标准是根据个体主观体验或经验去判断心理活动及其行为正常与否。包括两个方面：一是患者自身的主观经验或痛苦体验，他们因为存在不能控制的情绪反应和异常行为，需要寻求医生的帮助，而这就是诊断的有力证明；二是医护人员根据自己的专业知识和经验对患者的心理状态进行判断。

经验标准由于简单易行在临床中应用较广，但因其具有较大的主观性而使其应用有一定的局限性。

（二）统计学标准

统计学标准在此也称心理测量的标准。人群各种心理特征的测量值大致呈正态分布，位居分布中间位置的大多数人常被认为心理正常，而位居分布两端的少数个体则被视为异常。即个体心理活动的正常与否的判定是以其心理特征偏离群体的平均程度为依据的。

统计学标准具有客观性和操作方便的优点，但在多种因素的影响下，有些心理特征偏离常态并不一定是心理异常，因此该标准的使用受到了一定的限制。

（三）医学标准

医学标准又称症状学或病因学标准，以是否存在临床症状和明显的病因作为诊断依据。实际操作中，运用医学检查、诊断手段及标准找到引起心理异常的病理解剖、病理生理、病理生化、遗传基因等方面的改变，进而采取相应的治疗措施。

按医学标准做出的诊断被认为是科学有根据的，但是根据目前的科学发展水平，检出率较低，更多的异常心理的发病机制不详，因而限制了该方法的使用。

（四）社会适应标准

社会适应标准是指以社会准则为标准衡量人的心理和行为是否与社会环境相适应。如果个体的心理和行为与社会环境不相适应，则被视为心理异常。

社会适应标准是以某社会群体为参照对象，但由于受到不同国家、地区、风俗习惯、文化背景的影响，其标准也不一致，难以进行跨文化的比较。

（五）时间标准

时间标准是指在对个体的心理和行为是否异常进行判断时，要同时兼顾症状持续的时间。至于症状持续多长时间可以判断为异常，尚无定论，需结合症状的严重程度综合考虑。一般而言，对于严重症状，即使持续时间较短也可以判定为心理异常；如果症状较轻，可以观察一段时间后再进行判断。

三、异常心理的发生原因

异常心理的发生常常不是单一因素引起的，而是生物因素、心理因素和社会文化因素等多因素共同作用的结果。

（一）生物因素

生物因素有遗传、感染、躯体疾病、内分泌和免疫状态、营养状况等。许多心理异常具有明显的遗传倾向，如心境障碍、人格障碍等；当感染影响到中枢神经系统就有可能产生异常心理，如梅毒螺旋体在引起生殖系统症状的同时，也可进入脑内导致神经梅毒，使神经系统出现退行性改变，表现为痴呆、精神病性症状等。

（二）心理因素

心理因素有应激性生活事件、情绪状态、人格特征、生活经验、个人信念等。这些因素均可通过直接或间接的途径影响心理异常的发生。如在反应性应激障碍中，心理因素起了直接和决定性的作用，而在神经症的发生中，心理因素是作为相关因素间接地发挥着作用。

（三）社会文化因素

社会文化因素有政治、经济、文化、宗教、风俗习惯、伦理道德等。社会文化因素对个体异常心理的作用极其复杂，在不同情景下对同一个体的作用不同，对同一个体不同生命阶段的影响也有所不同。如果个体能够得到有效的社会支持，其社会适应就好，就不易出现心理异常。

第二节　常见心理障碍

一、焦虑性障碍

（一）概念

焦虑性障碍（anxiety disorder）是指没有明确客观对象和逻辑根据的过分的担忧和恐惧不安的一种情绪状态。焦虑不同于恐惧，两者的区别是：恐惧是面临实际危险威胁时的情绪体验，是对已知的、明确的威胁的一种反应；而焦虑是发生在危险或威胁来临之前的情绪体验。

（二）原因

1. 生物学因素　研究数据表明，焦虑性障碍的发生具有明显的遗传倾向。如 Kendler 对1033 名女性双生子的研究显示焦虑性障碍的遗传度为 30%；Slater 和 Shields 的研究表明，单卵双生子焦虑性障碍的一致性患病率为 41%，双卵双生子仅为 4%。实验数据显示焦虑性障碍的发生可能与去甲肾上腺素和 5-羟色胺功能增强有关，也可能与 γ-氨基丁酸以及脑内苯二氮䓬类受体相对不足有关。

2. 心理社会因素　焦虑性障碍的形成与应激性生活事件的发生有密切的关系，不同心理流派对此给出了解释。

精神分析学派认为，焦虑性障碍的产生是对本我的恐惧，来源于潜意识的冲突。该流派特别强调童年期的心理体验被压抑在潜意识中，一旦受到特殊事件或压力的激发，便成为意识层面的焦虑。

行为主义学派认为，焦虑性障碍是一种习得性反应。焦虑是对特殊环境刺激的一种条件反应，是建立在错误认知的基础之上，选择性的夸大、关注负性事件并不断自我强化而形成的病理性条件反射。

认知心理学派认为，个体对事件或刺激的认知评价是发生焦虑的中介因素。若对环境中的刺激作出过分估计评价，就会形成与现实不相符的病理性焦虑障碍。个体对危险的过度评价往往受到童年经历的影响。

（三）临床表现

焦虑性障碍主要表现为三组症状：①紧张不安和忧虑的心境；②伴发的躯体症状，如坐卧不安、心跳加快、出汗等；③伴发的心理症状，如注意力下降、感觉过敏等。焦虑是一种很普遍的现象，人人都有过体验，适度的焦虑有利于增强应对能力，但是严重或持续时间长的焦虑则为病理性的。

（四）干预

焦虑性障碍的干预，包括预防和治疗两个环节。

首先，要在社区服务中心或心理咨询门诊开展心理健康的宣教，积极开展健康促进工作，争取在焦虑性障碍的形成期就进行早期干预，防微杜渐。其中，情绪和动机的自我控制是焦虑性障碍心理健康教育的主要内容，学会对紧张的抵抗，提高挫折的耐受性和减缓焦虑的能力。

其次，根据焦虑性障碍的病程和严重程度，在配合药物治疗的基础上，针对性采取心理干预的方法，如支持疗法、精神分析疗法、行为疗法、放松疗法等。

二、抑郁性障碍

（一）概念

抑郁性障碍（depressive disorder）是指持久的心境低落状态，以多伴有焦虑、躯体不适感和睡眠障碍为主要特征的异常心理。

抑郁性障碍的典型心理特征为心情低落。但现实生活中抑郁性障碍通常具有较强的隐蔽性，如患者可面带微笑，其实却已有严重的抑郁，不易引起重视。

（二）原因

1. 生物学因素　抑郁性障碍的发生具有遗传倾向性，家系研究、双生子研究和分子遗传学研究都证明了这个观点。先证者亲属患病率是一般人群的 10～30 倍，单卵双生子的同病率（57.7%）比双卵双生子（2.9%）显著地高；寄养子亲生父母患病率（31%）比养父母（12%）明显高。

实验室数据揭示抑郁性障碍的发生可能与 5-羟色胺和去甲肾上腺素功能活动降低有关。另外，内分泌障碍如甲状腺功能减退、肾上腺皮质功能改变、垂体前叶功能减退等均可伴发抑郁。

2. 心理社会因素　生活事件作为主要的心理社会因素，如丧偶、离婚、失业、严重躯体疾病等均可作为诱因导致抑郁的发生。行为学习理论认为抑郁是习得性无助的结果；认知理论认为，普遍的认知曲解会导致个体产生对生活经历的否定性自我评价，由此引起抑郁情绪；精神分析理论则认为抑郁是愤怒转向自我的结果。

（三）临床表现

抑郁性障碍的临床特征性症状有：①悲观心境，自身感觉很坏；②睡眠障碍，失眠或早醒；③食欲下降；④动力不足，缺乏活力；⑤兴趣和愉快感丧失；⑥自责自罪，消极、自杀倾向；⑦体重下降；⑧性欲降低。

（四）干预

抑郁性障碍临床症状的严重程度不一，干预要有针对性。对于具有自杀倾向的严重抑郁性障碍，首选采取预防自杀的干预措施，严密陪护患者，以防意外发生，同时配合必要的药物治疗、电抽搐治疗。对其他类型的抑郁性障碍可以采取支持性心理干预、认知行为干预等。

1. 支持性心理干预　主要是通过关心、陪伴、倾听、安慰、鼓励等方式使患者放松、有安全感、恢复对生活的信心；通过必要的指导解释帮助患者正确认知自身的疾病，建立康复的动机，配合治疗；还可以通过帮助建立社会支持，增加亲朋好友的主客观支持，从而减轻患者的生活和心理上的压力。

2. 认知行为干预　包括改变患者的认知扭曲和负性思维模式，消除患者的自卑心理，增强自信心，还可通过矫正适应不良行为，改善患者的人际交往能力和适应能力，提高患者解决问题的能力和应对生活事件的能力。

3. 心理健康教育　抑郁情绪会使人感到人生没有意义、绝望，甚至想放弃生命，医护人员要重视对患者进行心理健康教育，防患于未然。

三、人格障碍

（一）概念

人格障碍（personality disorder）是指从童年时期开始并持续终生的、明显偏离正常的异常人格模式，亦称变态人格、人格异常、病态人格等。临床上表现为明显的适应不良，在社会生活中经常碰壁，或者给社会带来危害性的后果。

人格障碍所具有的基本特征如下：

1. 开始于童年、青少年或成年早期，并一直持续到成年乃至终生。

2. 人格显著、持久地偏离所在社会文化环境应有的范围，从而形成与众不同的行为模式。

3. 一般能应付日常工作和生活，能理解自己行为的后果，也能在一定程度上理解社会对其行为的评价，主观上往往感到痛苦。

4. 可能存在脑功能损害，但一般没有明显的神经系统形态学病理变化。

5. 各种治疗手段效果欠佳，医疗措施难以奏效。

（二）原因

病因和发病机制不明，一般认为具有家族遗传性，另外也受到后天成长环境及心理因素的影响。许多研究认为，父母离异或被父母抛弃是儿童产生人格障碍的首要原因。因为这类儿童得不到父爱和母爱，情感上的冷漠不仅使其与别人保持较远的距离，而且令人难以捉摸和不易接近，因而也就不可能与别人保持热情、温暖和亲密的关系。还有研究表明，父母不良的养育方式是形成人格障碍的重要原因。如果父母对孩子冷淡无情，甚至凶狠残暴，或者溺爱放纵、过分苛求，都可能对孩子产生不良影响，出现逃学、懒散、撒谎、违抗等现象，以至逐渐发展为人格障碍。

（三）临床表现

1. 偏执型人格障碍　以猜疑和偏执为特点。男性多于女性。临床表现为敏感、多疑，毫无根据地怀疑别人，常将他人无意的、非恶意的甚至友好的行为误解为敌意或歧视，因此过分警惕与防卫；过分自负，若有挫折或失败则归咎于人，总认为自己正确；好嫉恨别人，易产生病态嫉妒，对他人的过错不能宽容。

2. 分裂样人格障碍　以观念、外貌和行为奇特以及人际关系有明显缺陷，且情感冷淡为主要特点。患者表现为极其内向、孤独、沉默、隐匿，不爱人际交往，不合群，缺少朋友；缺乏感情表达，为人冷漠甚至不通人情，不能表达对他人的关心体贴；不修边幅，着装异常，行为怪异。

3. 反社会性人格障碍　以行为不符合社会规范，经常违法乱纪，对人冷酷无情为特点。患者从青少年起就有违反校规、逃学、撒谎、打架斗殴、吸烟、饮酒、破坏公共财物等异常行为，成年后则继续发展，表现为无社会道德规范、行为冲动、违法乱纪、不承担应有的社会及家庭责任与义务。

4. **冲动性人格障碍** 以情感爆发，伴有明显行为冲动为特征。临床上表现为情绪急躁易怒，存在无法自控的冲动和驱动力；性格上常表现出攻击性、鲁莽和盲动性；容易产生不良行为和犯罪。

5. **表演性（癔症性）人格障碍** 以过分感情用事或夸张言行吸引他人注意为特征。临床上表现为行为引人注意，情绪带有戏剧化色彩，常好表现自己，而且有较好的艺术表现才能，有一定的感染力；高度的暗示性和幻想性；情感丰富，热情有余，而稳定不足，情绪炽热，但不深，因此他们情感变化无常，容易激情失衡。

6. **强迫型人格障碍** 以追求完美、过分严格要求和内心的无安全感为特点。患者表现为要求严格和完美，具有强烈的自制心理和自控行为；常存在不安全感，对自我过分克制，过分注意自己的举止是否适当，因此表现得特别死板、缺乏灵活性；责任感特别强，往往用十全十美的高标准要求自己，追求完美，同时又墨守成规。在处事方面，过于谨小慎微，常常由于过分认真而重视细节、忽视全局。

7. **焦虑型人格障碍** 以一贯感到紧张、提心吊胆、不安全及自卑为特征。患者表现为需要被人喜欢和接纳，对拒绝和批评过分敏感，因习惯性地夸大日常处境中的潜在危险，而有回避某些活动的倾向。

（四）干预

人格障碍一旦形成很难改变，所以预防比治疗意义更大，儿童早期教育及健康的成长环境至关重要。药物治疗对人格障碍无根本性的作用，但可以从某种程度上改善不良情绪和行为。有效的心理干预方法包括：重建他们的心理社会环境，创造关心、爱护、不受歧视的氛围；成立治疗性社区或团体，让患者在与其他成员的相互交往中，通过有益的活动控制和改善自己的偏离行为，纠正既往习得的不良习惯，寻求新的行为方式，塑造正常人格。

第三节 常见不良行为

一、酒 精 依 赖

（一）概念

酒精依赖（alcohol dependence）是指是由于长期大量反复饮酒而产生的对酒的强烈渴望和嗜好，以至饮酒不能自制，一旦停止饮酒则产生不适的生理和心理反应。酒精依赖的危害主要表现为对自身健康、家庭和社会的影响等方面，如急性酒精中毒可导致死亡，此外，酒精依赖对神经系统、消化系统、生殖系统都有损害。

临床上可表现为以下特征：

1. 饮酒优先于其他活动，常置个人健康、家庭责任及社会规范于不顾。

2. 减量饮酒或停止饮酒则出现戒断症状，表现为四肢及躯干震颤、情绪激动、恶心、呕吐和出汗等。

3. 对酒精产生耐受性，酒量越来越大。

4. 人格改变，工作不负责任，家庭关系恶化，道德败坏。

（二）原因

1. 生物学因素　研究表明，酒精依赖具有先天性家族遗传倾向，单卵双生酒精依赖的同病率高于双卵双生，孪生子无论是寄养还是随亲生父母长大，都有同病的一致性。

2. 心理社会因素　研究表明，具有抑郁、羞怯、焦虑、紧张、不善交际等心理特点的个体，为了克服这些缺陷而饮酒，久而久之容易发生酒精依赖。社会因素如地区、种族、习俗、环境、职业以及公众和政府对酒的态度等，对酒精依赖的发生具有明显的影响。

（三）干预

目前，对酒精依赖者进行干预的方法很多，但取得良好的效果需要得到患者的积极配合。常用的干预方法有家庭治疗、行为治疗、药物治疗、成立互助组织等。

1. 家庭治疗　许多酒精依赖者的家庭存在着诸多问题，如家庭人际关系紧张，矛盾冲突增加，经常发生缺乏沟通、互相指责、互相埋怨、出现事情时相互推诿的现象。而这些问题又是诱发酒精滥用及依赖的原因之一。因此，家庭干预的目的就是找出家庭中存在的问题及其原因，动员家庭全体成员参与，促进家庭人际关系和谐发展，在此基础上，达到治疗酒精依赖的效果。

2. 行为治疗　包括个体行为治疗和集体行为治疗。后者的效果好于前者。行为治疗的核心致力于饮酒行为的改变，忽略人格或其他因素的影响。制定长期和短期的治疗计划及目标，通过定期评估来实现对戒酒行为的促进。厌恶疗法是行为治疗方法中常用的一种。

3. 药物治疗　戒酒硫是一种抑制乙醛脱氢酶的药物，服用后再饮酒，则因酒精的中间代谢产物乙醛不能进一步代谢而在体内积蓄，引起恶心、呕吐、头昏等严重不适，使病人对酒产生厌恶和恐惧心理，从而达到戒酒目的。

4. 戒酒互助组织　在欧美的许多国家，有专门为酒精依赖者设立的康复机构，为戒酒者提供帮助。也有一些由酒精依赖者组成的自助组织，互助与自助相结合，依赖集体的力量来解决共同问题。

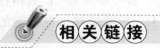 相关链接

嗜酒者匿名互诫协会

嗜酒者互诫协会，又名戒酒匿名会（Alcoholic Anonymous，AA），1935 年 6 月 10 日创建于美国，美国退役大兵比尔和鲍伯医生是协会的共同创始人。嗜酒者互诫协会是一个人人同舟共济的团体，所有成员通过相互交流经验、相互支持和相互鼓励而携起手来，解决他们共同存在的问题，并帮助更多的人从嗜酒中解脱出来。有戒酒的愿望是加入本协会所需具备的唯一条件。从它诞生至今的近 70 年里，互诫协会的戒酒方案已经使二百多万的嗜酒者得益于它的帮助，从嗜酒的泥潭中走出来，得到了全面康复。有资料表明，近年来嗜酒者互诫协会在亚洲、欧洲和拉丁美洲有较大发展。譬如，在印度的孟买，AA 小组已超过 100 个。2000 年大约 150 个国家有互诫协会的活动，分会超过 99 000 个，会员总数在全世界已经超过一百万人。

AA 会员们改变行为的具体步骤称为"十二个步骤"（12 Steps）。"十二个步骤"是互诫协会个人戒酒方案的核心。这些步骤不是抽象的理论，它是依据互诫协会早期会员经反复尝试后的经验得出的，对成功戒酒起到了很大的帮助。

二、烟 草 依 赖

（一）概念

烟草依赖（tobacco dependence）是指长期吸烟的人对烟草中所含的主要物质尼古丁产生上瘾的症状，俗称烟瘾。

烟草对人体的危害大，包括主动吸烟者和被动吸烟者。烟草的烟雾中至少含有三种危险的化学物质：焦油、尼古丁和一氧化碳。焦油是由好几种物质混合成的物质，在肺中会浓缩成一种黏性物质。尼古丁是一种会使人成瘾的药物，由肺部吸收，主要是对神经系统发生作用。一氧化碳能减低红细胞将氧输送到全身去能力。研究表明，包括肺癌、心脏病等在内的25种危及生命和健康的疾病均与吸烟有关。

（二）原因

1. 生理因素　首先烟草中的尼古丁是引起吸烟者成瘾的主要物质。低度到中度剂量吸烟时，尼古丁是一种兴奋剂，可以提高中枢神经系统的兴奋性并加快心血管系统的活动。在应激状态下，尼古丁对心血管的效应还会提高，因此，有吸烟习惯的个体在压力条件下吸烟的欲望会更加强烈。长期使用尼古丁也会使机体产生耐受性，导致机体不断增加剂量，此时停止吸烟会出现戒断症状。还有研究表明，吸烟具有遗传性，不同的基因型可能导致不同的吸烟行为。

2. 心理因素　大多数研究认为，影响吸烟行为的心理因素主要来源于社会学习和人格特质两个方面。首先，社会学习包括简单条件反射和父母、同伴以及公众偶像的示范影响。社会学习理论认为，无论什么样的生理反应或条件反射维持了成瘾行为，吸烟行为的起源总是与认知期望以及和价值判断相关的社会性强化和替代性强化相联系的。其次，吸烟行为被认为与个人的某些人格特质相关。吸烟者多被描述为具有外向的、有点神经质和紧张的人格特征；而具有较多心理社会资源的人能够感到更多的自信和自控力，因此能够抵制吸烟的诱惑。

（三）干预

戒烟的常见方法包括药物干预、行为干预和认知-团体干预等。

1. 药物干预　主要是采用一些含尼古丁的口香糖、皮肤贴片等替代香烟。通过替代方式，使人体摄入了一定量的尼古丁，达到类似于吸烟后的血液尼古丁浓度，进而降低个体对吸烟行为的生理性依赖，逐渐消除吸烟行为。

2. 行为干预　是基于行为主义的原理，运用系列性的强化或惩罚的原则，直接从行为上消除烟草依赖。主要采用的治疗手段有强化法、自我监控法、情境-吸烟行为去联结方法。

（1）强化法：是行为干预的基本方法。通过各种形式的奖励来强化吸烟者的戒烟行为。此法很容易在较短时间内奏效，但当强化措施停止后，复发率高。

（2）自我监控法：该方法的具体实施是由吸烟者自己记录吸烟的数量和频次，并绘制曲线。通过该过程，可使吸烟者对自己的吸烟行为进行控制，但达到完全戒除的可能性较小。

（3）情境-吸烟行为去联结方法：主要原理是解除吸烟行为与某些吸烟情境之间的牢固联结，达到戒烟的目的。比如要求吸烟者必须按照某一随机发出的单调信号来吸烟，吸烟行为不与特定的情境联系。经过多次训练，可以使吸烟者的吸烟行为与某一情境脱离联结，达到戒除烟草的目的。

3. 认知-团体干预　这种方法旨在从根本上改变吸烟者对吸烟的态度，激发吸烟者内在希望停止吸烟的要求，并通过团体交流和互相支持和监督，最终达到戒烟的目的。这种方法强调先从态度上改变，因此戒烟维持的时间会较长。

三、网 络 成 瘾

（一）概念

网络成瘾（internet addiction）是指由于过度使用网络而导致明显的社会、心理损害的一种现象，也称网络过度使用或病理性网络使用。

其临床表现如下：

1. 上网时间比预计要长，甚至是无节制地花费大量时间上网。

2. 忽视其他责任。

3. 上网明显影响工作、学习和人际交往，严重者导致学业失败、工作绩效变差或现实人际关系恶化。

4. 不能上网时出现异常情绪体验，上网后紧张烦躁情绪消除。

（二）原因

网络成瘾的发生与生物、心理、社会文化因素有关。

1. 生物因素　包括遗传和神经生化两方面。个体内可能存在遗传基因的异常，使该类人易于发展成行为成瘾。体内的5-羟色胺和多巴胺量不足，而过度上网可能改变了人体内环境，使5-羟色胺和多巴胺增加，产生欣快感，引起网络成瘾。

2. 心理因素　包括经典条件反射和操作条件反射理论。经典条件反射理论认为当人们看到计算机、打开计算机、等待网络信息下载等外部线索因素出现时，条件反射产生，人体生理状态被唤醒。内部状态（兴奋、激动、愉快、期望）与刺激的结合，导致了对网络的心理依赖。操作条件反射理论认为上网行为被各种因素所强化，如成功获得信息、快速方便地建立人际关系、暂时逃避生活中的压力和烦恼等，致使他们沉溺于互联网不能自拔。

3. 社会因素　家庭矛盾、家庭暴力、现实人际关系不良等容易使人把上网作为逃避现实生活、解决问题的途径。上网的物理环境如网络的易于得到、舒适的上网环境会提高网络成瘾的发生率。另外，社会对计算机网络技术的过分宣传推崇、人们对利用网络办公的过分重视等在某种程度上也鼓励了网络的过分使用。

（三）干预

针对导致网络成瘾的各种原因及临床表现，对网络成瘾的戒除以预防为主，兼以采取认知干预、行为干预及必要的药物应用等。

1. 预防为主　对易发生网络成瘾的个体尤其是青少年要未雨绸缪，贯彻预防为主的方针。采取社会治理、学校教育和家庭关怀等方式，预防青少年网络成瘾综合征的发生。

2. 认知行为干预　是心理治疗的常用方法。它包括认知治疗和行为治疗两部分，主要是通过改变患者对网络的不恰当的认知，进行认知重组，采取行为强化等方式，训练形成健康的上网行为。

3. 团体心理辅导　是由心理咨询者指导，借助团体的力量和各种个体心理咨询理论与技术，就团体成员面对的心理问题进行共同商讨，提供行为训练的机会，为团体成员提供心理帮助与指导，使每一位团体成员学会自助，以此解决团体成员共同的发展或共有的心理障碍。一些学者将这种方法推广到防治青少年的网络过度使用上，取得了比较好的效果。辅导的目标不是戒除上网，而是合理地上网，有节制地上网。

4. 药物辅助治疗　目前，用于治疗网络过度使用的辅助药物主要为抗抑郁药和情绪稳定药这两大类，辅助治疗网络成瘾者的情绪行为问题。

 学习小结

　　异常心理是指人的认知过程、情感过程、意志过程和人格特征发生偏离正常的改变。异常心理的判断标准有经验标准、统计学标准、医学标准、社会适应标准及时间标准等。焦虑障碍、抑郁障碍、人格障碍、酒精依赖、烟草依赖、网络成瘾等异常心理与行为的发生受到生物、心理和社会多方面的影响，在临床上有各种不同的表现，多采用认知干预、行为干预、必要的药物辅助治疗等方法进行综合防治。

（厉　萍）

复习题

1. 焦虑障碍的临床表现及干预方法有哪些？
2. 人格障碍的常见种类有哪些？

第 七 章

心 理 评 估

从心身相关的观点来看，患病不仅引发个体一系列的生物学改变，同时，在疾病的不同阶段，心理活动也会发生相应的变化，这些心理变化常常会影响疾病过程。因此，对病人实施心理评估，了解和把握病人的心理变化，对有针对性地开展心理护理至关重要。

第一节 概 述

一、心理评估的概念

心理评估是依据心理学的理论和方法对个体的某一心理现象作全面系统和深入的客观描述的过程。心理评估在心理学、医学、教育、人力资源、军事司法等领域有广泛的应用，其中为临床医学目的所用时，便称为临床心理评估。

随着护理模式的转变，心理护理工作已经成为整体护理的重要组成部分。心理评估既是开展心理护理的基础，也是心理护理的重要手段。

二、心理评估的功能

在护理领域主要有以下几方面的功能：

（一）筛选干预对象

1. 甄别重度心理危机　在临床护理工作中，护理人员可对病人进行便捷、快速、可操作性评估，如从癌症病人中迅速甄别出有自杀意念者，及时采取相应干预对策，在最短时间内化解病人的心理危机，避免悲剧的发生。

2. 区分心理干预等级　在确定相应心理评估标准的基础上，根据病人心理反应的程度区分临床心理干预等级，可减少临床实施心理护理的盲目性，提高心理护理质量。

（二）提供干预依据

临床心理评估不仅需要把握病人的心理状态，更需要深入评估、分析病人心理反应的影响因素。不同病人相似的负性情绪的影响因素各不相同，心理评估可为护理人员针对不同的影响因素采取个性化干预措施提供依据。

（三）评估干预效果

实施心理干预后，病人的心理危机是否得到化解，一定会在病人的行为或情绪表现上有所反映，通过心理评估可以判断。如果所采取的干预策略效果明显，病人的负性情绪反应强度便会显著降低，病人将暂时脱离心理护理的重点关注人群。如果所制定的干预措施针对性不强或力度不够，病人的负性情绪反应将会持续存在，很可能对其心身健康构成更严重威胁，这就需要继续将其列为心理护理的重点关注对象，并重新为其制定行之有效的心理干预对策。

三、心理评估的实施原则及注意事项

（一）实施原则

1. 综合评估原则　临床心理评估的方法各有其长处和不足，可酌情同时或交替使用 2 ~ 3 种评估方法，综合多渠道所获信息，这样才能比较准确地评估病人的心理状态，识别病人的心理危机及其影响因素。

2. 动态实时原则　病人的心理活动除随疾病变化而波动，还可受诊疗手段、医院环境、自身人格特征等影响，任何阶段都有发生心理失衡或危机的可能，故心理评估必须贯彻"动态、实时"的原则。

3. 循序渐进原则　一般可先确定病人是否存在威胁心身健康的负性情绪，若某病人的心理评估结果提示其伴有严重的抑郁或焦虑，则要进一步评估该病人发生不良心理反应的原因。若某病人经初步心理评估显示，其可有效应对疾病而无明显负性情绪反应，便无需再进一步评估。此外，遵循循序渐进的原则，还可减少心理评估的盲目性，不给评估者和病人增加过多的负担。

（二）注意事项

1. 赢得病人认同　心理评估若得不到病人的充分认同，其结果便会大打折扣。评估人员应尽其所能让病人了解评估的积极意义，避免病人对评估产生误解，这样才能保证评估结果真实、可靠。

2. 保护病人隐私 无论以哪种方法实施评估，都可能涉及病人的个人隐私。评估人员必须严格遵守心理评估的职业道德，妥善保管病人的个人资料。

3. 尊重病人权益 临床心理评估同样需要病人的知情同意并出于自愿，决不能违背病人的意愿。如病人不予合作，可先用观察法观察病人的表情动作，分析其情绪状态，发现异常及时予以干预。

第二节 心理评估的常用方法

一、行为观察法

（一）行为观察法的概念

行为观察法是心理评估的常用方法，是指在自然的医疗情境中，对病人的行为过程或者结果进行有目的、有计划的观察和记录，以描述病人的行为表现，评估其心理活动，监测其行为变化，为心理护理提供客观依据。

行为观察法是护理工作中最常用的心理评估方法之一。护理人员对病人的行为进行客观、准确的观察，并根据观察结果制订心理护理计划，实施心理护理。

（二）行为观察的设计

为了保证观察结果的科学性和客观性，在设计一个观察方案时，应该考虑以下几个方面的内容：

1. 观察的目标行为 是与评估的目的密切相联系的行为特征，因心理评估的目的、采用观察方法的不同以及在观察的不同阶段可能有所不同，但是观察的目标行为必须十分清楚。此外，对每种准备进行观察的目标行为都应该给予明确的操作性定义，以便能够准确地观察和记录。

2. 观察情境 对行为特征进行观察可以在完全自然的环境下进行，也可以在实验室情境下进行，还可以在特殊环境中进行，如在医院中对病人进行观察就是特殊情境下的观察。同一个被观察者在不同的情境下所表现的行为可能不同，因此评价观察结果时，还应考虑影响行为差异的原因和性质。

3. 观察时间 包括直接观察时间、观察次数、间隔时间及观察持续时间。直接观察的时间一般每次持续约 10 ~ 30 分钟，要避免因观察者疲劳对观察结果的影响。观察次数可以根据实际情况制定，如果一天内要进行多次观察，则应分布在不同时间段，以便较全面地观察病人在不同时段、不同情境的行为表现及规律。如果观察期跨越若干天，则每天数次观察的时间应保持一致。

4. 观察资料的记录 观察资料的记录方法有以下几种：

（1）叙述性记录：可采用笔记、录音、录像或联合使用，也可以按照观察时间顺序编一个简单记录表。这种方法不仅记录观察到的行为，有时还要进行推理判断。

（2）评定性记录：根据评定量表的要求进行观察和记录，例如，记录"焦虑等级4"、

"抑郁等级 3" 等。

（3）间隔性记录：又称为时间间隔样本，指在观察中有规则地每隔同样长短时间便观察和记录一次，这种记录方法能较准确地反映目标行为随时间变化的特征。一般可将间隔时间定为 5～30 秒，具体视目标行为的性质和研究的需要而定。

（4）事件记录：又称事件样本，记录在一次观察期间目标行为或事件的发生频率。这种方法有时常与时间间隔记录结合使用，多在条件控制较好的观察和实验研究中应用。

（5）特殊事件记录：在观察过程中，特别是在自然条件下进行观察时，经常会有一些特殊事件的产生，在不同程度上干扰观察目标行为的发生、发展或进程，此时观察者应当记录这些特殊事件的情况以及对目标行为所产生的影响。

（三）行为观察法的特点

行为观察法作为一种最基本的心理评估方法，贯穿于整个评估过程，并在评估中起着十分重要的作用，具有其他方法无法取代的作用，同时也有其局限性。

1. 优点

（1）通过观察可以直接获得资料，不需要其他中间环节，因此，观察的资料比较真实。

（2）能够在比较自然的情况下获得被观察者在生活或特殊环境（如医院）中的行为方式概况。

（3）观察具有即时性的优点，可以捕捉到正在发生的现象。

（4）对婴幼儿和某些特殊的人群（如发育迟缓儿童、聋哑人和语言障碍者等），访谈法和心理测验均很难应用，行为观察就有独到的作用。

2. 缺点

（1）某些在自然状态下发生的现象，可能只出现一次，无法重复观察。

（2）观察结果会受到观察者主观意识的影响。

（3）不能直接观察到事物的本质和人们的内部的心理活动。

（4）观察法不适用于大面积的评估，更适合对个体的评估。

二、访　谈　法

（一）访谈的概念

访谈也叫晤谈，是临床工作者与病人之间所进行的一种有目的的交谈。通过访谈，可以了解病人心理异常的症状及其性质和原因，为心理护理提供依据，是心理评估搜集资料的一种重要技术，也是一种重要的与病人建立关系的技术。在临床工作中，根据实际需要，可以采取以下不同形式的访谈。

1. 结构式访谈　分两种形式，一种是访谈者按事先拟好的访谈提纲，对所有被访者进行相同的询问，然后将被访者的回答，填到事先制好的表格中；另一种是将问题与可能的答案印在问卷上，由被访谈者自由选择答案。

2. 非结构式访谈　又称自由式访谈，访谈的内容和过程比较灵活，不拘泥于固定的问题格式或顺序，容易掌握病人的真实的心理体验。但这种方法需要时间较长，容易在访谈中顾此失彼。

3. 半结构式访谈　这种方法只是将要问的有关问题交给被访者，但无一定的问题顺序，这种方法访问时比较方便，被访者易于合作。

（二）访谈的内容

1. 一般性资料访谈的内容 访谈初期的目标是获得病人的一般性资料，即病人的一般人口学信息和基本病情资料。主要围绕以下内容进行：

（1）病人的基本情况：包括姓名、年龄、职业、受教育程度、经济状况等。

（2）婚姻及家庭情况：如婚姻状况、家庭成员及家庭关系等。

（3）个人习惯：有无特殊嗜好，如烟酒等。

（4）健康情况：既往和现在的健康状况，有无遗传病史、外伤等。

（5）近期日常活动情况：如饮食、睡眠、精神状况等。

（6）生活事件：近期是否发生有意义的生活事件，如经济状况、工作状况的突然变化等。

（7）人际关系和社会支持：与家人、同事、朋友之间的关系如何。

2. 心理评估资料访谈的内容 在一般问题和病史访谈后，常常要对病人的心理状况进行检查，这是更加特殊和专业化的心理诊断性访谈。护理人员可以根据实际情况设计访谈提纲，提出问题。如，有哪些问题和困难、问题或困难开始的时间、问题发生的频率、问题所带来的影响和改变等。根据需要，还可进行心理状况检查，主要包括有无认知功能、情绪表现、行为方式和仪表、自知力等方面的障碍。

（三）访谈技巧与策略

1. 建立良好的护患关系 访谈的目标是创造一个温暖和可接受的氛围，使病人感到交谈是安全和被人理解的，而不担心受到批评或"审判"。访谈的成功很大程度上取决于护患之间建立的良好的关系。

2. 提问 恰当的提问才能获得较多的准确信息。提问有开放式提问和封闭式提问两种形式。

（1）开放式提问：常常以"什么""怎样""为什么"开头，没有固定的答案，可以让病人在一定范围内自由回答。如"能告诉我就诊的原因吗？"开放式提问可以促进病人的自我认识、自我分析，可以帮助医护人员获得病人更多、更全面的资料。

（2）封闭式提问：多以"有没有""要不要""是不是"开头，可以简单用"是或否"回答。这种提问通常可以将资料条理化，澄清事实，缩小讨论范围。一般而言，心理学上的访谈多采用开放式的提问，适当情况下结合封闭式提问进行。

3. 倾听 一个有效的倾听，应该能够向病人传达兴趣、理解、接纳的信息，这是访谈成功的关键。倾听的要点如下：

（1）耐心：要让病人把话讲完，而不是急于下结论，这是耐心倾听的重要表现。

（2）专注：通过目光、表情、距离、身体姿势等表现出护理人员对护患交流的专注，例如，适时地微笑、身体稍微前倾、目光注视等。

（3）回应：在倾听的同时，护士适当地点头、对病人的讲话内容和所表达的情感予以反馈，使病人感受到护理人员的理解，促进交谈的进行。

（4）接纳：倾听时，要充分尊重病人，对病人所表达的内容不做道德或正确性的评判，让病人感受到自己是被接纳的，谈话是安全的。

4. 追问 在访谈过程中，就病人谈话中出现的某些概念、事实、观点、疑问等进一步询问，以达到深入了解问题的目的。

5. 记录　访谈一般不做笔记，可记录关键要点，如有影响便立即停止记录。如果病人声明不许记录，应尊重其意愿。有时为了教学和研究目的，需要对访谈进行全程录像和录音，一定要事先征得病人的同意。

6. 访谈结果的整理与分析　首先要注意收集到的资料是否符合事先的规定和要求，有无遗漏项目。其次应注意收集到的资料是否能说明问题，有无答非所问的现象，对于这一类资料，若不能补救，则应在整理资料的过程中剔除。剔除后是否会造成取样偏差，对数字资料，其数字的应用是否符合要求等，都需要进行耐心细致的核实审查，然后再对审核过的资料进行分析处理。

（四）访谈法的特点

1. 优点

（1）访谈法具有较好的灵活性。首先，它是护患之间的直接接触和相互作用，在访谈过程中可以及时解释或者提示、澄清问题，提高回答的有效性。其次，在访谈中，可以根据具体情况调整问题的多少、决定时间的长短。

（2）由于访谈是口头语言的形式，对于那些不适用书面语言的对象来说，更为恰当和容易被接受。

2. 缺点

（1）对访谈者的要求较高，访谈结果的准确性、可靠性常常受到访谈者自身素质的影响。

（2）访谈问题较复杂时，其结果不易量化。

（3）访谈的内容，除非进行录音，很难完整地记录下来。

（4）访谈所需要的时间较多，而且对环境要求也比较高，因此在大面积调查中这种方法的使用会受到限制。

三、心 理 测 验

（一）心理测验的概念

从心理测量学的意义上来讲，心理测验是指在标准情境下对个体的行为样本进行客观分析和描述的一类方法。

1. 行为样本　一般情况下，人的心理活动都是通过行为表现出来的，心理测验就是通过测量人的这些行为表现来间接地反映心理活动的规律和特征。但是，任何一种心理测验都不可能也无必要测查反映某项心理功能的全部行为，而只是测查其部分有代表性的行为，即取部分代表全体。

2. 标准情境　从测验情境来看，要求对所有的被试者均采用同样的刺激方法来引起他们的反应，也就是测验的实施条件、程序、计分方法和判断结果、评分标准均要统一；从被试者的心理状态来看，要求被试者处于最能表现所要测查的心理活动的最佳时期。

3. 结果描述　心理测验结果描述方法很多，通常分为数量化和划分范畴两类。如以智商（intelligence quotient，IQ）为单位对智力水平进行数量化描述。有些心理现象不便数量化，就划分为正常、可疑或异常等范畴。一般来说，可以数量化的结果也可以划分范畴，如智力水平高低也可以根据 IQ 值划分为正常、超常和低下等。心理测验的各种特殊数量或范畴名称均有一定的涵义，成为解释测量结果专用的心理测量学术语。

4. 心理测验工具　一种心理测验就是一套工具或器材，这套工具包括测验材料和指导手册。测验材料就是测验的内容，也叫刺激物，通过被试对其做出的反应来测量他们的心理活动和特征；指导手册则对如何给予这些刺激、如何记录受试者的反应、如何量化和描述这些反应给予详细的指导，同时还包括了有关该测验的目的、性质和信度、效度等测量学资料。

（二）心理测验的分类

据统计，已经出版的心理测验多达 5000 余种，其中很多种已少有人继续使用。在临床工作中，目前常用的心理测验不过百余种。根据不同的标准，可以将心理测验归纳为以下几种类型：

1. 按照测验对象分类

（1）个别测验：指在某一时间内由一位主试者测量一位受试者，优点是对受试者观察仔细，提供相关信息准确，容易控制施测过程。

（2）团体测验：是在某一时间内由一位或几位主试同时测量多名受试者，必要时可以配几名助手。其优点是主试者可以在短时间内搜集到大量信息，适合心理普查和科学研究。

2. 按照测验方式分类

（1）问卷法：多采用结构式的提问方式，让受试者在有限的选择上作出回答。这种方法的结果评分容易，易于统计处理。一些人格测验如明尼苏达多相人格问卷、艾森克人格问卷及评定量表都是采用问卷的形式。

（2）作业法：测验形式是非文字的，让受试者进行实际操作，多用于测量感知和运动等操作能力。对于婴幼儿及受文化教育因素限制的受试者（如文盲、语言不通的人或有语言障碍的人等）进行心理测验时，也主要采用这种形式。

（3）投射法：测验材料无严谨的结构，如一些意义不明的图像、一片模糊的墨迹或一句不完整的句子。要求受试者根据自己的理解随意作出回答，借以诱导出受试者的经验、情绪或内心冲突。投射法多用于测量人格，如罗夏墨迹测验、主题统觉测验等。

3. 按测验目的和功能分类

（1）能力测验：这是心理测验中的一大类别，包括智力测验、心理发展量表、适应行为量表及特殊能力测验等。

（2）人格测验：也是心理测验中的一大门类，有的用于测查一般人群的人格特征，如卡特尔 16 项人格因问卷、艾森克个性问卷等；有的用于测验个体的病理性人格特点，如MMPI 等。

（3）神经心理测验：用于评估脑神经功能（主要是高级神经功能）状态的测验，既可用于评估正常人脑神经功能、脑与行为的关系，也可用于评定病人特别是脑损伤病人的神经功能。

（4）临床评定量表：这类测验种类和数目繁多，最早始于精神科临床，用于精神病人症状定量评估，以后逐步推广到其他各科临床，用于症状程度、疗效评估等方面，也有护理用评定量表。

（5）职业咨询测验：常用的有职业兴趣问卷、职业性向测验和特殊能力测验等，人格测验和智力测验也常与这些测验联合使用，使评估结果更为全面。

（三）标准化心理测验的基本特征

1. 常模　是指测验取样的平均值，即正常的或平均的成绩，是可以比较的标准，某个人在某项测验的结果只有与这一标准比较，才能确定测验结果的实际意义。

常模的形式有多种，通用的常模形式主要有以下几种：均数、标准分、百分位、划界分、比率（或商数）等。

2. 信度　是指一个测验工具在对同一对象的几次测量中所得结果的一致程度，它反映测验工具的可靠性和稳定性。在相同情况下，同一受试者在几次测量中所得结果变化不大，便说明该测量工具性能稳定，信度高。

3. 效度　是指一个测验工具能够测量出其所要测内容的真实程度。它反映测验工具的有效性、正确性。要对一个人的心理品质进行测量，首先要选用具有效度的工具。

信度和效度是一个测量工具好坏的两项最基本的标志。信度、效度很低或只有高信度而无效度的测验都会使测量结果严重失真，不能反映欲测内容的本来面目。因此，每个心理测验工具编制出来后都要进行信度和效度检验，只有这两项指标都达到一定标准后才能使用。

（四）使用心理测验应该注意的问题

1. 心理测验的选择　心理测验的种类很多，临床工作者如何选用测验是很重要的，一般应遵循以下原则：

（1）根据临床或科研工作的不同目的，如心理诊断、协助疾病诊断、疗效比较、预后评价、心理能力鉴定等来选择测验种类，或组合多种测验来满足不同的要求。

（2）选择常模样本能代表被试条件的测验，如被试的年龄、教育程度、心理特点、居住区域等必须符合该测验的常模样本的要求。

（3）优先选用标准化程度高的测验及有结构的测验。

（4）选用从国外引进的测验时，应尽可能选择经过我国修订和再标准化的测验。

（5）主试应选用自己熟悉和具有使用经验的测验。

2. 测验必须由专业人员进行　心理测验工作者必须经过正规的心理学理论学习和心理测验的专业训练，并且要经过一定时期的测验实践才能成为一个具体测验的主持者。

3. 测验的保密原则　心理测验应遵守的保密原则主要有以下两个方面：

（1）对测验材料的保密：测验材料必须由专业人员保管和使用，不可以向社会泄露，也不可以随意让不够资格的人员使用，以避免使测验失去控制，造成滥用。

（2）对测验结果的保密：测验结果和解释只能透露给必须告知的极少数人，而且不一定告知具体得分，测验结果也不得随便查阅。任何有意无意地扩散此类信息的行为，都将可能对被试产生不良影响。

4. 正确看待心理测验的结果　由于心理测验的理论和技术都处在发展之中，对它的评价不可过于绝对化。对测验结果的过分怀疑，拒绝承认或过分依赖、绝对信任，都是有失偏颇的态度。以一次测量结果就给被试下结论的做法尤其不可取。心理测验的结果只是一个参考，在做结果评价时应结合被试的生活经历、家庭、社会环境以及通过访谈法、观察法所获得的各种资料全面考虑。

（五）心理测验的特点

1. 优点

（1）心理测验是一种量化程度很高的测量技术，可以在较短的时间内搜集到大量的定量化资料，是心理学研究的一个重要方法和决策辅助工具。

（2）心理测验的编制十分严谨，并经过标准化和鉴定，因此较之观察法、访谈法等其他方法更准确、更客观。

2. 缺点

（1）心理测验是对人的心理特质的间接测量与取样推论，不可能完全准确。

（2）测验过程中的一些无关因素的干扰很难完全排除，会影响到测验结果的稳定性和准确性。

（3）测验分数不是一个确切点，而是一个范围，一个最佳估计。

第三节　主要心理测验介绍

一、智 力 测 验

（一）智力测验的相关概念

智力测验是评估个人一般能力的方法，它是根据有关智力概念和智力理论经标准化过程编制而成。智力测验在临床上用途很广，不仅在研究智力水平，而且在研究其他病理情况（如神经心理）时都是不可缺少的工具。

智商是智力测验结果的量化单位，是衡量个体智力发展水平的一种指标。

1. 比率智商　最初由 Terman 提出，计算方法为：$IQ = MA/CA \times 100$。其中 MA 为智龄（mental age），指智力所达到的年龄水平，即在智力测验上取得的成绩；CA 为实龄（chronological age），指测验时的实际年龄；设定 MA 与 CA 相等时为 100。例如，某儿童智力测验的 MA 为 9，CA 为 10，IQ 为 90，说明该儿童比同龄儿童平均能力低。如果某儿童智力测验的 MA 为 10，CA 为 8，则他的 IQ 为 125，说明该儿童比同龄儿童的平均能力高。

比率智商有一定的局限性，它是建立在智力水平与年龄成正比的基础上，实际上，智力发展到一定年龄后会稳定在一定的水平，以后，会随着年龄的增加，智力逐渐下降。因此，比率智商使用最高年龄限制在 15 岁或 16 岁。

2. 离差智商　为了解决比率智商存在的问题，Wechsler 提出了离差智商，它是用统计学的标准分概念来计算智商，表示被试的成绩偏离同龄组平均成绩的距离（以标准差为单位），每个年龄组 IQ 均值为 100，标准差为 15。计算公式为 $IQ = 100 + 15 (X - M) /SD$。其中 M 为样本成绩的均数，X 为被试的成绩，SD 为样本成绩的标准差。离差智商实际上不是一个商数，当被试的 IQ 为 100 时，表示他的智力水平恰好处于平均位置。如 IQ 为 115，则高于平均智力一个标准差，为中上智力水平；IQ 是 85，则表示低于平均智力一个标准差，为中下智力水平。离差智商克服了比率智商计算受年龄限制的缺点，已成为通用的智商计算方法。

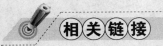

相关链接

成 功 智 力

心理学研究表明，学业成就的高低并不百分之百地决定着一个人是否成功，这涉及了成功智力的问题。成功智力是一种用以达到人生中主要目标的智力，是在现实生活中真正能产生举足轻重影响的智力。因此，成功智力与传统IQ测验中所测量和体现的学业智力有本质的区别。斯滕伯格将学业智力称之为"惰性化智力"，它只能对学生在学业上的成绩和分数作出部分预测，而与现实生活中的成败较少发生联系。斯滕伯格认为智力是可以发展的，特别是成功智力。在现实生活中真正起作用的不是凝固不变的智力，而是可以不断修正和发展的成功智力。

成功智力包括分析性智力、创造性智力和实践性智力三个方面。分析性智力涉及解决问题和判断思维成果的质量，强调比较、判断、评估等分析思维能力；创造性智力涉及发现、创造、想象和假设等创造性思维的能力；实践性智力涉及解决实际生活中问题的能力，包括使用、运用及应用知识的能力。

成功智力是一个有机整体，用分析性智力发现好的解决办法，用创造性智力找对问题，用实践性智力来解决实际问题。只有这三个方面协调、平衡时才最为有效。

（二）韦氏智力测验

韦氏智力量表是美国心理学家大卫·韦克斯勒（D. Wechsler）编制的一系列用于不同年龄人群的智力量表，目前使用比较广泛的包括：用于16岁以上人群的韦氏成人智力量表（WAIS）及其修订本（WAIS-R）；用于6~16岁学龄儿童的智力量表（WISC-R）及其修订本（WISC-R和WISC-Ⅲ）；用于3岁至6岁半学龄前儿童的智力量表（WPPSI）及其修订本（WPPSI-R）。

韦氏智力量表包含言语和操作2个分量表，每个分量表又包含了5~6个分测验，每个分测验集中测量一种智力功能。这些分测验又分两大类：

（1）言语测验：组成言语量表（VS），根据这个量表结果计算出来的智商称为言语智商（VIQ）；

（2）操作测验：组成操作量表（PS），根据它们的结果计算出操作智商（PIQ）。

两个量表合称全量表（FS），其智商称全智商（FIQ），以FIQ代表受试者的总智力水平。韦氏智力量表采用离差智商的计算方法。

从1981年开始，我国的心理学工作者就开始引进韦氏智力量表，并根据我国的国情和文化背景的特点在许多分测验的条目内容上进行了修改，基于不同修订者的理解差异，有的修改范围较小，有的修改较大，甚至替换了部分分测验，并且都在我国进行了标准化，制定了适合我国不同年龄人群的常模（标准值）。它们分别是中国修订韦氏成人智力量表（WAIS-RC）、韦氏儿童智力量表中国修订本（WISC-CR）、中国修订韦氏儿童智力量表（C-WISC）、中国韦氏幼儿智力量表（C-WPPSI）。

二、人格测验

评估人格的技术和方法很多，包括观察法、访谈法、行为评定量表、问卷法和投射测验等。问卷法是最常用的人格测验方法。下面介绍几种常用的人格问卷。

（一）明尼苏达多相人格调查表

明尼苏达多相人格调查表（Minnesota multiphasic personality inventory，MMPI）。在20世纪40年代初由Halthaway和McKingley制定。现在，许多国家和地区把它译成本国文字应用于人类学、心理学及临床医学工作中。1989年，Butcher等完成了MMPI的修订工作，称MMPI-2。我国宋维真等完成了MMPI的修订工作，并已制定了全国常模，MMPI-2近年也已引入我国。

MMPI适用于16岁以上至少有6年以上教育年限者，MMPI-2提供了成人和青少年常模，可用于13岁以上青少年和成人。既可个别施测，也可团体测查。

MMPI包含550个题目，临床中常用其中的399个题目。测验分14个分量表，其中4个是效度量表（包括疑问、掩饰、诈病、校正）、10个临床量表（包括疑病、抑郁、癔症、病态性偏离、性向、偏执、精神衰弱、精神分裂、轻躁狂、社会内向）。MMPI在临床中的作用主要是协助医生对病人的精神状况作出诊断并确定病情的轻重，对于疗效判定及病情预后也有一定参考价值。在实际应用时所测得的资料不仅限于精神病学领域，也可用于心理卫生的评估及人员鉴别，以及人格特征的研究等。该量表的优点是较为客观和系统，不足之处是对诊断的鉴别力较差，还受到教育程度及社会文化背景的限制。

（二）卡特尔16种人格因素问卷

卡特尔16种人格因素问卷（16 personality factors questionnaire，16PF）是美国伊利纳斯州人格及能力研究所卡特尔（Cattell）教授于1949年根据自己的人格特质理论，运用因素分析统计方法编制而成的。他通过因素分析法得出16种人格因素，含180多个题目。量表包含乐群、聪慧、稳定、恃强、兴奋、有恒、敢为、敏感、怀疑、幻想、世故、忧虑、激进、独立、自律和紧张等16种因素的内容。这些因素的不同组合构成了一个人不同于他人的独特的个性，可对人的多个侧面的人格特征进行评估。16PF还有8个二级因素，可对其他方面的内容进行测量。16PF对于选拔人才和职业咨询等有一定的参考价值。

（三）艾森克人格问卷

艾森克人格问卷（Eysenck personality questionnaire，EPQ）最早由英国心理学家艾森克（Eysenck）于1952年编制，目前在国际上应用也十分广泛。EPQ分成人和儿童两个版本，可分别对成人（16岁以上）和儿童（7～15岁）的人格特征进行测评。测验包含三个维度四个分量表。20世纪80年代我国心理学家龚耀先、陈仲庚等分别对EPQ进行了修订，形成了88个项目（龚耀先）和85个项目（陈仲庚）的两个成人版本，龚耀先教授还修订了儿童版的EPQ。EPQ的四个分量表为E量表（extroversion-introversion，内-外向量表）、N量表（neuroticism，神经质量表）、P量表（psychoticism，精神质量表）、L量表（lie，掩饰量表）。

EPQ的结果还可以导出相应的气质类型。由于其简便易操作，目前在临床、科研等方面应用较广泛。

三、评定量表

评定量表是临床心理评估和研究常用的量表，可以分为自评量表和他评量表。常用的评定量表有与心理应激有关的生活事件量表、反映心理健康状况的症状自评量表、应对方式量表和社会支持量表等。评定量表具有数量化、客观、可比较和简便易用等特点。

（一）生活事件量表

生活事件量表（life event scale，LES）是用来对人们所遭遇的生活事件进行定量、定性评估的量表，以便客观分析不同生活事件引起心理紧张（应激）的强度和性质。国内较常用的是杨德森、张亚林编制的生活事件量表。该量表由48条我国较常见的生活事件组成，包括三个方面的问题，即家庭生活方面（28项）、工作学习方面（13项）、社交及其他方面（7项），还有两项空白项，可以填写被试者已经经历而表中未列出的事件。

LES是自评量表，由被试自己填写。根据调查者的要求，将某一时间范围内（通常为1年内）的事件进行记录。填写者根据自身的实际感受而不是按常理或伦理观念去判断哪些经历过的事件对本人来说是好事或是坏事，影响程度如何，影响持续的时间多久。影响程度分5级，从毫无影响到影响极重分别计0、1、2、3、4分。影响持续时间分3个月、半年内、1年内、1年以上共4个等级，分别计1、2、3、4分。统计指标为生活事件刺激量，包括：单项事件刺激量、正性事件刺激量、负性事件刺激量、生活事件总刺激量。生活事件总分越高反映个体所承受的压力越大，正常人中有95%的人在1年内的LES总分不超过20分，有99%的人不超过32分。负性生活事件越高，对心身健康的影响越大，正性生活事件对心身健康的影响尚有待进一步研究。

（二）症状自评量表

症状自评量表多用于精神科，目前还越来越多地应用于心理门诊、心身疾病的调查和科研等领域。

1. 90项症状自评量表（symptom check list 90，SCL-90）

（1）量表的基本情况：该量表由90个反映常见心理症状的项目组成，这90个项目组成了10个因子，主要测查有无各种心理症状及其严重程度。每个项目后按"没有、很轻、中等、偏重、严重"等级以1~5（或0~4）五级选择评分，由被试根据自己最近的情况和体会对各项目选择恰当地评分。最后，根据总均分、因子分和表现突出的因子来了解病人问题的范围、表现和严重程度等。可以根据SCL-90前后几次测查结果的对比分析来观察病情发展或评估治疗效果。

（2）量表的结构：SCL-90进一步分为10个因子，包括：

躯体化：包括的项目有1、4、12、27、40、42、48、49、52、53、56、58共12项，反映主观的躯体不适感。

强迫：包括的项目有3、9、10、28、38、45、46、51、55、65共10项，反映强迫症状。

人际敏感：包括的项目有6、21、34、36、37、41、61、69、73共9项，反映个人的不自在感或自卑感。

抑郁：包括的项目有5、14、15、20、22、26、29、30、31、32、54、71、79共13项，反映抑郁症状。

焦虑：包括的项目有 2、17、23、33、39、57、72、78、80、86 共 10 项，反映焦虑症状。

敌意：包括的项目有 11、24、63、67、74、81 共 6 项，反映敌对表现。

恐怖：包括的项目有 13、25、47、50、70、78、82 共 7 项，反映恐怖症状。

偏执（妄想观念）：包括的项目有 8、18、43、68、76、83 共 6 个项目，反映猜疑和关系妄想等精神病症状。

精神病性：包括的项目有 7、16、35、62、77、84、85、87、88、90 共 10 项，反映幻听、被控制感等精神分裂症状。

其他（或附加项）：包括的项目有 19、44、59、60、64、66、89 共 7 项，反映睡眠和饮食情况。

（3）计分项目

总分 = 90 个项目之和。

总均分 = 总分/90。

阳性症状均分 = 阳性项目总分/阳性项目数。

因子分 = 组成某一因子的项目分数之和/该因子包含的项目数。

2. 抑郁自评量表（self-rating depression scale，SDS） SDS 由 20 个与抑郁症状有关的条目组成。用于反映有无抑郁症状及其严重程度。适用于有抑郁症状的成人，也可用于流行病学调查。每个项目后有 1~4 级评分选择：①很少有该项症状；②有时有该项症状；③大部分时间有该项症状；④绝大部分时间有该项症状。但项目 2、5、6、11、12、14、16、17、18、20 为反向计分，由被试按照量表说明进行自我评定。将所有项目得分相加即得到总分。总分超过 41 可考虑筛查阳性，即可能存在抑郁，需进一步检查。抑郁严重指数 = 总分/80。指数范围为 0.25~1.0，指数越高，反映抑郁程度越重。

3. 焦虑自评量表（self-rating anxiety scale，SAS） SAS 由 20 个与焦虑有关的条目组成。用于反映有无焦虑症状及其严重程度。适用于有焦虑症状的成人，也可用于流行病学调查。每个项目后有 1~4 级评分选择：①很少有该项症状；②有时有该项症状；③大部分时间有该项症状；④绝大部分时间有该项症状。但项目 5、9、13、17、19 为反向计分，由被试按照量表说明进行自我评定。将所有项目得分相加即得到总分。总分超过 40 分即可考虑筛查阳性，即可能存在焦虑，需进一步检查。分数越高，反映焦虑程度越高。

（三）简易应对方式问卷

研究发现，在应激与健康的关系中，应对方式起着重要的作用。应对方式有积极和消极之分，前者是一种积极主动的适应过程，后者则是消极被动的。不同的应对方式对心理健康所产生的影响是不同的。解亚宁等于 20 世纪 90 年代初自编了一份应对方式量表，共包括 20 个项目，分别测定积极应对方式和消极应对方式。该量表采用 0~3 分 4 级评分制，对于某一类应付方式经常采用记 3 分，有时采用记 2 分，很少采用记 1 分，不采用记 0 分。第 1~13 项为积极应对方式，第 14~20 项为消极应对方式。将前者各项评分相加得到积极应对方式分，后者各项分数相加得到消极应对方式分。

（四）社会支持评定量表

研究发现，良好的社会支持能为个体在应激状态时提供保护作用，对于维持一般良好的情绪体验也具有重要意义。我国肖水源在 20 世纪 80 年代编制了社会支持量表，该量表分 3

个维度：①客观支持，指个体所得到的客观实际的、可见的社会支持；②主观支持，指个体主观体验到的社会支持，对所获支持的满意程度；③对支持的利用度，指个体对社会支持的主动利用程度。该量表共有 10 个项目，大多数为 1~4 级评分，要求受试者根据实际情况进行自我评价。计分方法：①第 1~4 和 8A~10 项，每项只能选一个答案；②第 5 项又分为A、B、C、D 4 条，每条也从无至全力支持分 4 等，分别记 1~4 分，该项总分为 4 条计分之和；③第 6、7 项如回答为"无任何来源"记 0 分，如回答有来源则按来源项目计分，每一来源记 1 分，加起来则为该项目分数。10 个项目得分之和即为社会支持量表的总分。

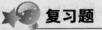 学习小结

　　心理评估是依据心理学的理论和方法对个体的某一心理现象作全面系统和深入的客观描述的过程。护理工作中常用的心理评估方法包括行为观察法、访谈法和心理测验法。行为观察法是护理工作中最常用的心理评估方法之一。在设计一个观察方案时，应该考虑以下几个方面的内容：观察的目标行为、观察情境、观察时间、观察资料的记录。访谈法是心理评估搜集资料的一种重要技术。访谈的技巧与策略包括：建立良好的护患关系、运用开放式提问和封闭式提问、倾听、追问、记录、访谈结果的整理与分析。心理测验是指在标准情境下对个体的行为样本进行客观分析和描述的一类方法。护理中常用的心理测验种类包括：智力测验、人格测验、评定量表。

（张纪梅）

复习题

1. 举例分析心理评估在护理工作的作用。

2. 举例说明如何设计行为观察方案才能保证观察结果的科学性和客观性？

3. 结合护理工作实际，谈谈如何应用开放式提问和封闭式提问。

第 八 章

心 理 干 预

随着医学模式及护理模式的转变，心理干预理论及技术越来越多地应用于医疗护理领域，医护人员运用一些最基本的心理干预技术，通过影响病人的心理活动，改善其健康状况。

第一节 概 述

一、心理干预的概念

心理干预（psychological intervention）是指在心理学理论的指导下有计划、按步骤地对一定对象的心理活动、个性特征或行为问题施加影响，使之发生朝向预期目标变化的过程。随着心理干预理论和技术的发展，心理干预的内涵和应用范围正在发生变化和扩展。第一，心理干预是各种心理学干预手段的总称，包括心理治疗、心理咨询、心理康复和心理危机干预等；第二，随着社会生活的发展和对心理服务需求的增长，心理干预的思想、策略已经逐渐深入到文化传播、公共卫生、保健、疾病控制等领域。

二、心理干预的种类

心理干预的种类可以从不同角度划分，在临床护理工作中常用的心理干预种类如下：

（一）团体心理干预与个体心理干预

按照心理干预对象的人数划分，可以分为团体心理干预和个体心理干预。

1. 团体心理干预　是指把多个具有共同问题的病人组织在一起，借助团体的力量分析、纠正病人的心理问题，全面促进病人康复。

2. 个体心理干预　在心理评估的基础上，针对病人存在的心理问题和心理需要，采取一对一的形式对病人进行安慰、鼓励、支持、指导、建议，以改善病人的心理状况，减轻痛苦，促进疾病康复。

（二）障碍性心理干预和发展性心理干预

按照干预对象的问题划分，心理干预可以分为障碍性心理干预和发展性心理干预。

1. 障碍性心理干预　即为各种心理障碍的病人提供心理干预，以减轻和消除病人的心理障碍。

2. 发展性心理干预　指根据个体心身发展的一般规律和特点，帮助不同年龄阶段的个体尽可能地圆满完成各自的心理发展任务，妥善解决心理矛盾，正确认识自我和外部环境，促进人格的健康发展。

第二节　心理干预技术

一、支持疗法

支持疗法也称为一般性心理干预，是一种帮助近期遭遇疾病或心理社会压力过大而无法自我调节的人，减轻心理应激引起的心身反应，以达到缓解症状、治愈疾病、促进健康的心理干预方法。支持疗法是临床护理中最常用的心理干预方法，以下介绍支持疗法在护理中的常用技术。

（一）倾听技术

倾听是心理干预过程的基本环节，是心理干预工作的基本技术，也是建立良好的护患关系和为病人提供心理护理的重要手段。

倾听并非仅仅是用耳朵听，更重要的是要用"心"去听，要设身处地地感受病人的体验。倾听不仅要听病人通过言语、行为所表达出来的内容，还要听出病人在交谈中所省略的和没有表达出来的，甚至病人本人都没有意识到的心理问题。

在实施心理护理过程中，倾听要注意把握以下技术要点：

1. 专注于病人谈论的内容　认真、专注地听病人说话的内容，这是倾听技巧的关键。不要把自己的观点和经验强加于人，以至于使交流无法顺畅地进行；不要插入干扰性或具有破坏性的问题而随意将交流引到其他话题。时刻注意，倾听技术重在"听"，而不是试图支配护患交流。

2. 善用反映技术 这是一种给病人"我在听，请再多说一点"的感觉的能力。在听的过程中，护士要善于抓住病人所谈内容的关键词，把这些关键词组织成简短的语言，并用经过浓缩的语言反馈给病人。护士只对病人讲话的内容进行反馈，而不对其进行评论和提问。反映的要点是进行核对，并向病人证实护士确实在听。如果护士理解得正确，病人就会给出"是的""对的"这样的反应。如果护士没听清或理解有误，病人自然会进行纠正"不是的"，"我不是那个意思"，然后，护患双方通过共同努力，确保信息的正确性，直到完全理解。

3. 为谈话创造安全的氛围 有效的倾听，应该让病人感到安全、自在，病人愿意讲出自己的想法和感受，而不会感受到威胁和挑战，不必担心护士会纠正自己、提出无理的建议或批评与评价。

倾听是支持疗法的一个核心技术，也是一项重要的心理护理技术。倾听是一个主动引导、积极思考、澄清问题、建立关系、参与帮助的过程。因此，在心理干预过程中，有时候，听比说更重要。

（二）共情技术

1. 共情的含义 罗杰斯认为，共情是体验他人内心世界的能力。对于护士来说，共情的具体含义包括：①护士通过病人的言行，深入对方的内心去体验他的情感与思维；②护士借助于知识和经验，把握病人的体验与其经历和人格之间的联系，更深刻理解病人的心理问题的实质；③护士运用共情技术，表达对病人内心世界的体验和所面临的问题的理解，影响对方并取得反馈。

2. 共情的目的 是促进良好护患关系的建立，鼓励并促进病人进行深入的自我探索、自我表达，促进心理干预过程中护患双方的深入理解和交流，达到助人效果。

3. 共情的方法

（1）设身处地：①护士要接纳病人的价值观、生活方式、生活态度、认知能力、行为模式、人格特征，不对病人进行道德评价和判断；②表达共情时，护士要善于把握护士—病人的角色转换，护士体验到病人的内心"如同"体验自己的内心，但护士自己并不"就是"病人；③共情的基础不是要求必须具有和病人相似的经历，而是要站在病人的角度看待病人的世界，理解病人的问题。

（2）通情达理：共情的目的为了深入、准确地理解病人及其存在的问题。但不同的病人情况不同，所存在的问题及表现也各不相同。因此，对不同的病人，在心理护理的不同阶段表达共情也应该有所区别。那些迫切希望得到理解，迫切需要抒发自己内心感受的病人更需要共情。

（3）神入：除了通过言语表达共情，还要善用非言语表达。通过目光接触、面部表情、身体姿势和动作等表达对病人的关注和理解，有时使用非言语表达比言语表达更简便有效。在实施心理护理时，护士应善于把两者结合起来，恰到好处的应用。

（三）鼓励技术

支持疗法一般是针对那些真正想要得到支持的病人和家属实施的，而非强加给病人。因此，支持疗法总是以鼓励开始。鼓励一方面是表达对病人的接受，对其所谈的事情感兴趣，希望按此内容继续谈下去。所用的技巧包括点头、微笑，发出一些示意语或是说一些肯定、赞同的话，如"嗯"、"好，继续讲"、"我理解"、"还有呢？"、"然后……"等。另一方面护士可以通过细致的观察，发现并具体指出病人的优点加以肯定，增强病人的自信心，引导病人建立希望，学会自助。

（四）解释技术

1. 解释的含义　即依据一定的理论、科学知识或个人经验对病人的问题、困扰、疑虑作出说明，使病人从一个新的、更全面的角度来审视自己和自己的问题，并借助新的观念和思想加深对自身的行为、思想、情感的了解，产生领悟，促进改变。

解释是帮助病人、家属解除疑惑，以病人为中心，实行优质护理服务的方法之一，在护理中有重要地位和作用。恰当的解释，可以使病人及家属了解医护人员实施救治的效果，提高病人满意度。

解释是支持疗法中比较复杂的一种。它要求护士对不同文化水平、接受能力的病人做出能让对方接受并信服的解答。要做到这一点，首先要了解病人的情况，明确病人已经做好了接受信息的准备，且处于适当的情绪状态；其次要明确、并正确掌握自己解释的内容；最后要把握对不同的病人，在什么时候，怎样解释更有利于病人接受和理解。

2. 解释的具体内容　在临床护理工作中，解释具体包括以下几方面的内容：

（1）信息宣教：一般在病人入院后，由护士为其介绍住院环境、主治医师、责任护士及相关制度等。同时护士还要询问相关病史，对病人进行全面体检，收集资料。另外，住院期间护士还要对病人进行基本健康知识宣教。

信息宣教的目的就是为了向病人提供信息，促使病人产生符合现实的期望值，减少病人因"不了解信息"产生的恐惧、压力和疑惑，进而引导患者有效地参与治疗和自助。

信息宣教过程可分为四个阶段：

第一阶段，初始核对。即将为病人提供信息前，护士要首先检查病人的一般情绪和认知状态，确定他们是否处于接受信息的最佳时间；核对、确认他们此时确实需要信息；核对病人目前已经掌握的知识或信息，明确并熟悉护士将要提供的信息；对病人的基本需要、将使用的语言、信息的复杂程度及总量进行判断。

第二阶段，信息交流。为了有利于信息的有效传递，护士应将所要传递的信息进行排序、整理成"信息包"，总量不超过 4 个或 5 个。宣教时，传递每个"信息包"之间可以有一段停顿时间，如果需要，可以进行提问、复述和讨论。

第三阶段，最终的准确性核对。信息传递结束后，还要对病人接受、掌握信息的准确性进行核对。通常要求病人用自己的语言，迅速、概要地说出所交流信息的关键点。仔细倾听，发现病人陈述中的错误或空白，并重新向病人宣教所缺失的信息。

第四阶段，反应。这一阶段的任务是核对病人对护士所传递信息产生的认知、情绪反应，这是信息宣教过程的重要部分，也是心理护理的重要部分。在最终的准确性核对之后，应该改变以医护人员为主导的沟通氛围，确保病人处于放松状态，简要地与病人一起探讨其对信息的反应和由此引发的想法和感受，并给予必要的心理支持。

（2）操作说明：病人入院后接触各种不同的治疗，多数病人对这些治疗不了解或不完全了解，因此，在操作过程中，护士有必要对操作的目的、方法、如何配合、注意事项等向病人进行解释、建议和指导。

3. 解释的注意事项　运用解释技术应注意以下几点：

（1）系统科学：要根据病人的实际情况，从理论的高度给予系统的分析和科学的解释，不要使解释过于表面化、经验化，缺乏说服力。

（2）通俗易懂：根据病人的文化程度和认识水平，运用病人能理解的语言，予以恰当的解释，少用专业术语。

（3）循序渐进，在病人经过一定帮助，有了足够的心理准备后，再用恰当的理论给予解释。而且不能将病人不理解或有怀疑的解释强加给病人。

（4）积极正性：解释既要注意科学性，又要考虑对病人施加积极的影响，尽可能的消除和减少消极影响，不要让病人因接受解释而背上更沉重的心理负担。

（五）积极的语言技术

积极语言是指赞美、信任和期待的话语，能使个体感觉获得社会支持，增强自我价值，变得自信、自尊，获得积极向上的力量，树立希望。在护理工作中，常用的积极语言方法有以下几种：

1. 亲切问候法　是指在护患沟通中，护士以亲切关心的话语作开场白，主动介绍情况，消除病人焦虑、紧张情绪的方法。亲切问候法以对病人的尊重为基础，亲切的问候，礼貌的语言，真诚的关心，不仅有助于建立良好的护患关系，促进病人的遵医行为，积极主动配合检查治疗，还能让病人感到温暖，增加安全感，有助于缓解紧张情绪。

2. 解释开导法　病人在接受治疗的过程中，护士应适当询问，表达关切，注意倾听病人的叙述。由于病人对疾病的知识了解相对较少，担心健康问题，容易产生恐惧或疑惑心理。因此，护士应耐心为病人解答病情，并对病人进行安慰和开导，做好健康教育工作。

3. 关心体贴法　病人生病后，其生理与心理均发生变化，承受着精神和肉体上的双重痛苦，感情和意志都变得很脆弱，言行缺乏自控力，甚至会将疾病所造成的怨恨迁怒于医护人员。此时，病人尤其需要医护人员的关心、理解与宽容。护士诚挚的关心，美好的语言，和蔼的态度，可以化解病人的负性情绪，增强战胜疾病的信心，从而有助于病人的遵医行为。

4. 准确合理法　在护患沟通中，护士的语言表达要准确，切合实际。既不扩大，也不缩小，更不能含糊其辞，模棱两可。既要起到宣教、解释、指导、建议、安慰、鼓励的作用，又要避免不恰当的语言带给病人的负面影响。

二、行 为 疗 法

行为疗法是建立在行为学习理论基础之上的心理治疗方法，在 20 世纪 50 年代迅速发展，短时间内便成为世界上应用最广泛的心理治疗方法之一。

行为学习理论认为，人的一切行为，包括正常行为和异常行为，都可以通过学习获得。因此，通过学习，既可以塑造良好行为，也可以矫正不良行为。

（一）治疗目标

行为治疗的理论基础是行为学习理论。其基本假设是，个体的行为是通过学习获得的，学习就是在刺激和反应之间建立联系的过程。各种心理异常及躯体症状，不仅是某种疾病的症状，也是一种异常行为，都是在特定的环境下习得的。行为治疗的目标就是针对特定的行为施加影响，使其做出改变，而不是改变特质或性格。因此，行为改变技术注重当下的行为，而非过去和未来。

（二）主要技术

1. 强化法　包括正强化和负强化，其基本原理是操作条件反射的正强化与负强化。

（1）正强化：是指个体的某一行为使积极的刺激增加，导致该行为逐渐增强的过程。如小白鼠按压杠杆得到食物，由此学会了按压杠杆，某人饮酒后产生轻松愉快的感受，则其饮酒行为增强。在心理护理中，护士可以对病人的良好行为予以表扬，使其得到强化而巩固下来。

（2）负强化：是指个体的某一行为使消极刺激减少，导致该行为逐渐增强的过程。如病人停止吸烟后，咳嗽减轻，病人吸烟行为逐渐减少。

在使用强化法的过程中，常常同时使用消退法。消退法的理论基础是条件反射的消退原理，指个体的某一行为使原有的积极刺激减少，导致该行为逐渐减弱的过程。如儿童的不良行为如果得不到关注，则可能会逐渐减弱或消失。

在临床护理工作中，护士要善于发现病人的积极行为并及时给予强化，对其偶尔出现的消极行为可采取忽视的方法使其消退，这不仅有利于建立良好的护患关系，而且有利于病人建立积极、良好的行为。

2. 示范法　理论基础是班杜拉的社会学习理论。利用人类通过模仿学习获得新的行为反应的倾向，帮助某些具有不良行为的人以适当的反应取代其不适当的反应，或帮助某些缺乏某种行为的人学习这种行为。在临床护理中，常使用现场示范法对病人进行健康指导。这种方法改变了以往护士单纯口头宣教与病人被动接受的模式，使病人能亲身体会护士的细心照料与护理过程，增加了病人对护士的信赖。现场示范法由于示范的对象是病人，因此宣教的内容必须更具体、形象、直观、有针对性且通俗易懂，使病人能够参与其中，提高病人的学习兴趣，达到健康教育的目标。示范法还常采用看电影、电视录像或听录音的方式进行。

3. 放松训练　是指在训练者的指导下，通过各种固定的程序反复练习，使病人肌肉放松、心境平和，是一种自我心身锻炼的方法。临床上常用的主要有渐进性放松训练和自主训练两种方法。

（1）渐进性放松训练：是一种由局部到全身、由紧张到松弛的肌肉放松训练。具体做法是：让病人处于舒适位置，或坐位或卧位，先做深而慢的呼吸，然后进行"收缩－放松"交替训练。从手部开始训练，然后依次是前臂、肱二头肌、头颈部、肩部、胸部、腹部、大腿、小腿、足部，最后做到全身放松。

（2）自主训练：是一种结合暗示和想象的放松训练，通过自主训练，可以帮助病人解除紧张、调节机体功能。自主训练由六个言语公式组成：①重感公式，即感到双臂双腿沉重；②温感公式，即感到双臂双腿温暖；③呼吸调节公式，即感到轻松舒适地呼吸；④心脏调节公式，即感到心脏在缓慢而有规律地搏动；⑤腹部温感公式，即感到腹部或胃周围温暖；⑥额部冰感公式，即感到额部清凉似冰。

放松训练在临床护理工作中得到了较广泛的应用，如针对高血压、糖尿病、癌症、支气管哮喘、分娩、手术等病人的训练。研究证明，放松训练有助于改善病人的焦虑、抑郁等负性情绪，有助于缩短产程、减轻手术病人的心理生理反应、减少高血压病人降压药用量、降低糖尿病人的血糖和减少血糖波动范围，此外，对失眠和慢性疼痛病人也具有较满意的效果。

4. 生物反馈技术　是通过现代电子仪器，将人体的生理信息描记，并转换成声、光和数字等反馈信号，使受试者可以根据反馈信号学习调节和控制自身的生理活动，使生理活动恢复或保持在一个合适的水平。

目前人们借助生物反馈仪有意识地控制心律、血压、皮温、胃肠蠕动、肌肉活动、汗腺分泌、脑电图、情绪紧张度等功能活动，达到防病治病的目的。依照生理活动变化方向不同，可将生物反馈疗法分为两类，即减低生理活动和增强生理活动。前者主要用于预防和治疗由于应激引起的病变；后者主要用于神经肌肉的训练和新行为的建立。

5. 系统脱敏技术　也称交互抑制法，其理论假设为：放松状态与焦虑是两个对抗的过程，两者相互抑制，即交互抑制。系统脱敏法就是让一个可以引起轻微焦虑的刺激，在病人面前反复暴露，同时让病人通过全身放松予以对抗，从而使这一刺激逐渐失去引起焦虑的作用。系统脱敏一般分三个步骤：

（1）评定焦虑等级：治疗者首先帮助病人找出诱发焦虑的对象，然后把它们按照由低到高的等级排列出来。

（2）肌肉放松训练：指导病人学习放松，可以采用渐进式放松训练的方法。一般须要6~10次练习，每次半小时，每天1~2次，以全身能够迅速进入松弛状态为合格。

（3）脱敏过程：根据交互抑制的原理，将放松状态与诱发焦虑的情境联系起来，逐渐提高诱发焦虑的刺激水平，以减轻焦虑。让病人在肌肉放松的情况下，从最低层次开始，想象产生焦虑的情境，直到想象这一刺激时达到完全放松为止，再进行高一层次有焦虑情境的想象，最终到想象最恐惧的情境时，也能做到完全放松。然后，再进入实际场景也能做到放松。此时，病人就学会了用放松代替焦虑，原来引发焦虑的刺激也就不能诱发焦虑了。

系统脱敏疗法在临床中应用较广，主要适应证有焦虑症、恐怖症和其他伴有焦虑情绪的心身疾病。脱敏过程需要8~10次，每日1次或隔日1次，每次30~40分钟。

6. 厌恶疗法　是一种通过惩罚手段引起厌恶反应，来阻止或消除不良行为的治疗方法。其原理是操作性条件反射中的惩罚作用，让某种不良的行为反应和痛苦的刺激建立条件反射，从而导致不良行为的消失。具体方法是首先确定靶症状和选择适当的厌恶刺激，干预者与病人共同确定靶症状，并共同商讨厌恶刺激的设计。然后，在不良行为发生的同时，实施厌恶刺激。临床上常用的厌恶刺激有药物刺激、电击刺激、橡皮圈弹腕刺激、想象刺激等。在实际选择厌恶刺激时，应该选择那些易于施加、易于定量、易于撤除的刺激，以便将病人的不良反应降到最低点。

（1）药物刺激：应用能引起恶心、呕吐的药物如阿扑吗啡、戒酒硫等，或者使用强烈恶臭的氨水等。例如，对酒依赖的病人进行治疗，使用阿扑吗啡（去水吗啡）作为厌恶刺激，治疗时先注射阿扑吗啡（该药在注射几分钟后便引起强烈的恶心呕吐体验），几分钟后让病人饮酒，几乎在饮酒的同时药效发作，病人会恶心、呕吐。反复几次之后病人的饮酒行为与恶心呕吐形成了条件联系，于是只要饮酒便会恶心、呕吐。为了避免恶心难受，只好弃酒不饮。

（2）电击刺激：以一定强度的感应电作为疼痛刺激，或以轻度电休克作为厌恶刺激。

（3）橡皮圈弹腕刺激：拉弹预先套在手腕上的橡圈，以引起的疼痛作为厌恶刺激。

（4）想象刺激：让病人想象在大庭广众、众目睽睽之下，表现不良行为，从而使病人自己感到羞耻，由此作为厌恶性刺激。

厌恶疗法在临床上主要适用酒瘾、烟瘾、强迫症等。厌恶疗法应该在严格控制下使用，因为目前尚有两个争议的问题：一是技术方面的问题，从学习理论可知，惩罚具有一定的危险性，如临床案例报告，有露阴癖病人经电击治疗而导致阳痿，有些病人可能因惩罚而增加焦虑；二是伦理问题，惩罚作为一种治疗手段，可能与伦理学规范相冲突。

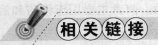

系统脱敏疗法的原理

系统脱敏疗法起源于对动物的实验性神经症的治疗。沃尔普（J. Wople）在实验室中电击小铁笼中的猫，每次电击之前先制造一阵强烈的响声。多次实验后，该猫即使不受电击，只要听到这强烈的响声或看见那只铁笼都会出现明显的自主神经反应，类似人类的焦虑症或恐怖症。他将这只猫禁食几天，然后放回铁笼，铁笼里有猫爱吃的鲜鱼。虽然此刻猫极度饥饿，却也不肯食用鲜鱼。在铁笼旁边，甚至在实验室隔壁的房间里，猫的进食均受到不同程度的抑制。沃尔普认为，这是猫对实验环境产生了泛化的防御性条件反射，即产生了实验性神经症。沃尔普设计了一个实验来治疗猫的"症状"。他首先将猫放在离实验室很远的地方，此时在猫的眼里实验室依稀可见，因而猫只出现轻微的焦虑、恐惧反应。此时给猫喂食，猫虽能进食但起初并不十分自然，不过待一会儿便能恢复常态，自如地进食了。到了下次该进食的时候，沃尔普把猫向实验室的方向挪近一段，这时猫又会出现一些轻微的焦虑恐惧，沃尔普立即给猫进食。同第一次一样，猫起初进食时不太自然，但不久便适应了。沃尔普如法炮制，让猫步步逼近实验室。最后，该猫回到铁笼中也能平静的生活，即猫的焦虑和恐惧已被"治愈"。沃尔普认为，这是交互抑制的作用即两种相反的行为或情绪互相抑制不能同时并存。

三、人本主义疗法

人本主义疗法是 20 世纪中期发展起来的一种心理治疗方法，也称作以人为中心疗法，由美国人本主义心理学的创始人卡尔·罗杰斯创立。

（一）治疗目标

人本主义认为，人是具有潜能和成长着的个体，如果各方面发展良好，人就可以让意识指引其行为直到完全实现其最大的潜能，成为一个独特的个体。心理或行为障碍的产生乃是由于个人成长受到阻抑所致。自我意识不良和他人施加的价值条件是引起心理问题的根源。只要治疗师给予无条件的积极关注，做到尊重、通情和坦诚，来访者就能发现对自己负责的力量，自己解决自己的问题。

人本主义疗法的目标就是要帮助来访者充分体验其情感，以重新确立良好的动机驱动，使来访者向着自我调整、自我成长和逐步摆脱外部力量控制的方向迈进，恢复来访者自我实现的倾向。

（二）主要技术

1. 无条件积极关注　意味着每时每刻治疗师都乐意接受来访者的各种情感，乐于接受他们此时此地的真实自我。这样，来访者就会逐渐学会以同样的态度对待自己，逐渐减少对自己经验和体验的否认或歪曲，自我概念和自我经验更趋于一致，并不断获得改变和成长。

2. 坦诚　意味着治疗者把自己置身于与治疗关系有关的情感经验之中，真实的情感反应可以作为治疗者表现坦诚的标志。治疗者越能意识到各种情感体验并表达出来，治疗就越容易取得进展。

3. 通情　就是按照来访者看待世界的方式来理解他的行为，积极倾听和反馈是主要的技术。所谓反馈，是针对来访者的情感反应把来访者说过的某些话加以复述，或把来访者的情感体验表达得更明确、具体一些。

四、认知疗法

认知疗法是 20 世纪 70 年代发展起来的一种心理治疗技术。它是根据认知过程影响情感和行为的理论假设，通过认知和行为技术来改变当事人不良认知的一类心理治疗方法的总称。

（一）治疗目标

认知疗法的目标就是矫正病人的不合理认知（包括歪曲的、不合理、消极的信念或思想），从而使病人的情绪和行为得到相应的改变。它不仅重视不良行为的矫正，而且更重视病人的认知方式改变和认知、情绪、行为三者的和谐。

（二）主要技术

1. 埃利斯（Ellis）的理性情绪疗法　埃利斯认为人既是理性的，同时又是非理性的。人的心理障碍或情绪与行为问题的困扰，都是由不合乎逻辑或不合理性的思考（即非理性信念）所导致。如果人们能学会利用理性思考，减少非理性思考，那么，大部分的情绪或心理困扰就可以解除。

（1）理性情绪疗法的实施：分为四个阶段。

第一阶段，心理诊断。主要任务是：①建立良好的医患工作关系，帮助病人建立自信心；②找出病人情绪困扰和行为不适的具体表现（consequence，C），以及与这些反应相对应的激发事件（activating event，A），并对两者之间不合理观念（belief，B）进行初步分析，找出他们最迫切希望解决的问题；③干预者与病人一起协商，共同制定治疗目标，一般包括情绪和行为两方面的内容；④向病人介绍 ABC 理论，使其接受这种理论和认识到 A、B、C 之间的关系，并能结合自己当前的问题予以初步分析。

第二阶段，领悟。通过解释和证明使病人在更深的层次上领悟到他的情绪和行为问题是自己的不合理观念造成的，因此应该对自己的问题负责。引导病人把合理与不合理的信念、表层与深层错误观念、边缘与中心错误观念、主要与次要错误观念区分开来，从而对自己的问题与不合理观念的关系达到进一步的领会。一般来说，要帮助病人实现三种领悟：①是信念引起了情绪和行为后果，而不是诱发事件本身；②他们对自己的情绪和行为问题负有责任，应进行细致的自我审查和反省；③只有改变不合理的信念，才能减轻或消除他们目前存在的症状。

第三阶段，修通。干预者的主要任务是采用各种方法与技术，使病人修正和放弃原有的非理性观念并代之以合理的信念，从而使症状得以减轻或消除。

第四阶段，再教育。主要任务是巩固治疗所取得的效果，帮助病人进一步摆脱不合理观念及思维方式，使新观念和逻辑思维方式得以强化并重新建立起新的反应模式，以减少以后生活中出现的情绪困扰和不良行为。

（2）理性情绪疗法的基本技术：理性情绪疗法强调人自身的认知、情绪和行为三个维度的功能统一性。理性情绪疗法主要的技术包括矫正认知、情绪和行为的方法。

1）与不合理信念辩论：埃利斯认为病人从不把自己的症状与自己的思维、信念联系起来，因此干预者要积极主动地、不断地向病人发问，对其不合理信念提出挑战和质疑。从提问的方式看可分为质疑式和夸张式两种。质疑式提问是直接向病人的不合理信念发问；夸张式提问是针对病人信念的不合理处故意提一些夸张的问题，把对方不合理、不合逻辑、不现实之处以夸张的方式放大给病人看。

2）合理情绪想象技术：该技术是帮助病人停止非理性信念的传播。其步骤是：首先让病人在想象中进入令他困扰的情境，体验在这种情境中的强烈情绪反应；然后帮助病人改变这种不适当的情绪反应并体会适度的情绪反应；最后停止想象，让病人讲述他怎么通过转变信念使自己的情绪发生了变化，此时治疗师要强化病人新的信念和体验，以巩固他获得的新的情绪反应。

3）认知家庭作业：让病人与自己非理性信念进行辩论，它是正式会谈后的继续。主要有合理情绪自助表与合理自我分析报告两种形式。让病人填写合理情绪自助表，在找出 A 和 C 后，然后继续再找 B。自助表中列有十几种常见的不合理信念，让病人从中找到与自己情况相符的 B 或单独列出。病人进而对不合理信念进行诘难（disputing irrational beliefs，D），最后自己评价诘难的效应（new emotive and behavioral effects，E）。这实际上就是病人自己进行 ABCDE 分析的过程。除认知作业外，还有情绪或行为方面的家庭作业。病人对自己每天的情绪和行为表现加以记录，对积极的、适应性行为和情绪给予自我奖励。

2. 贝克（Beck）的认知疗法　贝克认为，心理障碍的产生并不是激发事件或有害刺激的直接后果，而是通过了认知加工，在歪曲或错误的思维影响下促成的。错误思想常以"自动思维"的形式出现，因而不易被认识到，不同的心理障碍有不同内容的认知歪曲。常见的有：任意推断、选择性概括、过度引申、夸大或缩小、全或无思维。

矫正不良认知的方法有：

（1）识别自动思维：自动思维是介于外部事件以及个体对事件的不良情绪反应之间的那些思维，多数病人不能认识到。治疗中首先要求病人学会识别自动性思维，尤其是在不良情况出现前的特殊思维，这需要治疗师帮助病人去挖掘。

（2）识别认知错误：焦虑或抑郁病人常用消极方式看世界，偏于悲观，容易出现前述的不良认知。治疗师要归纳出一般规律来帮助病人认识。

（3）真实性检验：在识别认知错误后，与病人共同设计严格的真实性检验，这是认知治疗的核心。即鼓励病人以其自动性思维及错误的认知为假设，并设计一种方法来检验，让其自己判断这种思维与认知是错误的，不符合实际的。

（4）去注意：多数焦虑和抑郁病人都自认为别人在注意他们，治疗中要求病人记录在公众场合中不良反应发生的次数，结果可以发现，事实上很少有人注意他们的言行。

（5）监察苦闷或焦虑水平：病人常感到症状会一成不变地持续存在，而实际上焦虑是波动的，当其认识到焦虑有开始、高峰及消退的过程，就能比较容易控制焦虑情绪。

认知疗法广泛用于干预多种心理问题，包括抑郁障碍、焦虑障碍、自杀及自杀企图、强迫症、精神分裂症、进食障碍、睡眠障碍、情绪问题、婚姻家庭问题等。目前在国外临床心理治疗中，有 60% 的病人接受认知疗法。

认知疗法关注病人的现在，耗时少。治疗目标包括缓解病人的不适症状，帮助病人解决最紧迫的问题并教给其防止复发的方法。近年来，认知疗法也开始关注无意识、情感及存在成分。认知疗法经过三十年左右的发展已日趋成熟，但无论是理论还是操作上都存在一些缺陷。例如，在理论方面，未明确认知与症状的关系；在实际操作上，其疗效的评价尚存在某些不足。

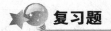

学习小结

心理干预是指在心理学理论的指导下有计划、按步骤地对一定对象的心理活动、个性特征或行为问题施加影响，使之发生朝向预期目标变化的过程。支持疗法主要包括倾听、共情、鼓励、解释、积极语言技术，是临床护理中应用最广泛的心理干预技术。行为治疗的目标是针对特定的行为施加影响，使其做出改变，主要技术包括强化、示范、放松训练、生物反馈、系统脱敏、厌恶疗法等。人本主义疗法的主要技术有无条件积极关注、坦诚、通情。认知治疗主要有埃利斯的理性情绪疗法和贝克的认知疗法。

（张纪梅）

复习题

1. 举例说明支持疗法的常用技术有哪些？
2. 简述系统脱敏疗法的原理和基本步骤。

第 九 章

患 者 心 理

学习目标 ▮▮

掌握：

1. 患者的角色模式。
2. 患者的心理需要与心理反应。

熟悉：

1. 疾病行为的基本概念。
2. 患者就医行为与遵医行为的影响因素。

了解：

患者角色的特征。

患者是护理的核心服务对象，在护理活动过程中始终处于主体地位。了解患者的基本角色、疾病行为及患者常见的心理反应是做好"以患者为中心"的整体护理工作的前提和保证。

第一节 疾病行为与患者角色

一、疾 病 行 为

疾病行为是指当一个人自觉不舒服，或者身体上出现一些不正常的征象时，个体把主观的病感体验以一定的行为表现出来。

疾病行为的表达随疾病类型及疾病严重程度而有不同的表现。一般而言，发病急且病情严重的患者易于表现出疾病行为，而慢性疾病且症状不甚严重的患者不易表现出疾病行为。在临床上，疾病行为可以有病灶、病感和社会功能异常三个方面的表现。

（一）病灶

病灶通常指体征，是由于机体组织器官的正常结构和功能遭到破坏而出现的，临床上可以通过各种检查而发现，患者本人有明显的体验或者完全没有感觉。病灶属于客观指标。

（二）病感

病感通常指症状，是指由于疾病对机体造成的影响，患者产生的疼痛、不适、乏力等主观体验。病感不等同于疾病，如疑病症的患者担心或深信自己患了一种或多种躯体疾病，经常诉说某些不适，但经多次检查均不能证实疾病存在。而有些精神疾病患者有疾病但无病感。因此，病感属于主观指标。

（三）社会功能异常

社会功能异常是指患者个体与外界环境的不协调性，表现为患者不能工作、不能适应社会，社会活动受到影响。

二、患 者 角 色

患者角色（patient role）又称患者身份，是指当个体患病时，便获得了患者角色，被赋予新的角色特征，同时享有相应的权利和履行相应的义务。

（一）患者角色的行为特征

患者角色的行为特征主要有以下几个方面的表现：

1. 原有角色退位　指个体的患者角色获得优势地位后，其原有的社会角色退居次要、服从的地位，甚至完全被患者角色所取代。

2. 自制能力减弱　患者被人们视为不幸、需要同情与呵护的群体。因此，患者角色一旦获得，个体有权利免除或部分免除社会责任和获得更多的包容和体谅。患者大多持"疾病乃超出个人意志所控制"的观点，同时加上疾病本身对躯体活动的影响，患者的自制能力会出现不同程度的降低。

3. 求助愿望增强　无论个体在健康状态时多么自尊、自强和自立。在疾病状态下，患者大多表现出强烈的求助愿望，甚至主观夸大困难或困境，期待医护人员及他人的保护和帮助，甚至出现怀疑自己的能力而过度依赖他人保护的现象。

4. 康复动机强烈　面对疾病造成的身心危害和损伤，恢复身心健康成为患者最迫切、最重要的目标。在此动机支配下，患者表现出四处求医，想方设法通过多种途径寻求快速治愈和康复的捷径，结果常常会欲速则不达。

5. 合作意愿加强　个体患病后归属新的人际团体，原有的社会角色减弱，为了尽快被新的团体所接纳，患者有意无意地加强与其他患者、照顾者及医护人员的合作和沟通，希望能获得新团体的支持和帮助。大多数愿意配合医护人员诊治疾病。

（二）患者角色模式

患者角色获得的过程中，会出现适应与否及适应快慢的问题，由此导致心理和行为上的改变，表现为不同的角色模式。

1. 患者角色缺如　是指患者否认自己有病，未能进入患者角色。即使经医生诊断为有病，但患者本人根本没有或不愿意识到自己是患者。常见于初次患病或者病情突然加重恶化时，患者由于对疾病的认识不足或缺乏相关的医护信息，而不能进入患者角色。如一些癌症患者否认疾病的存在而拒绝就医或采取等待、观望的态度等。

2. 患者角色冲突　是指患者角色与其他社会角色之间的冲突，是患者在承担患者角色的过程中与其患病前所承担的其他社会角色发生冲突而出现行为不协调的表现，是患者一时难以实现角色适应的结果。如一位科技工作者在住院期间仍然加班至深夜修改论文,此时患者角色就与其原有的社会角色发生了冲突。

3. 患者角色减退 是指已进入角色的患者,由于情感、经济等多方面的原因不顾病情从事力所不及的活动,表现出患者角色淡化现象。如一位尚需继续治疗的慢性疾病患者由于经济条件的原因,无奈中断治疗去寻找工作,以负担家庭的生活开支。此种情形严重地影响到了疾病的治疗。

4. 患者角色强化 是指个体安于患者角色的现状,或者过度认同疾病状态,不愿意退出患者角色的现象。一些依赖性较强、社会适应能力较差的患者虽然已经进入康复期或者痊愈期,但是由于没有勇气面对现实或者害怕独立,可能会重新回到患者的角色中,从而延续在疾病中的行为和生活方式。如一些偏瘫患者在恢复期因为担心他人嘲笑自己的形象或担心疾病的复发而深居家中,不愿意承担原来的社会角色。

三、就 医 行 为

就医行为指个体感觉到某种不适、有病感或出现某种症状时,如何寻求医疗机构或者医护人员帮助的行为。

（一）就医行为的基本类型

1. 主动就医行为 当个体有"病感"或者经他人提示后认同自己有病时,能产生就医动机,主动寻求医疗机构或者医护人员帮助的行为。这种就医行为最为常见,是大多数个体采取的就医行为类型。

2. 被动就医行为 个体产生"病感"或者经别人提示认同自己有病后,不能产生就医动机,需在他人催促或者帮助下才寻求医疗机构或者医护人员帮助的行为。被动就医行为类型常见于一些自知力或自制力缺乏、自理能力下降、就医行动不便的个体。

3. 强制就医行为 个体患病后无"病感",或者没有就医动机,不接受别人就医的建议,需由他人或者管理机构强行送至就医的行为。强制就医行为见于一些没有自制力的精神病患者或者某些讳疾忌医的传染病患者（如 SARS、艾滋病患者）。

（二）就医行为的影响因素

1. 疾病认知 是指对于疾病的性质、严重程度、康复进程及预后等方面的认识。对疾病的认知是否恰当是影响就医行为的最主要的因素。正确把握疾病相关的信息有助于激发个体的就医动机,促使个体采取恰当的就医行为。如一些高血压患者虽然没有明显的临床表现,但意识到高血压可能带来的危害也会主动寻求医护人员帮助。

2. 就医环境 主要包括医疗机构的行医理念、医疗设施、医疗水平、交通状况等因素。就医环境与人们的就医期望吻合与否,也是影响个体是否就医行为的主要因素。医疗机构具备行医理念人性化、医疗设施齐备、医疗水平高超、交通便捷的就医环境有助于患者采取主动的就医行为。

3. 就医经历 主要是指能产生继发性影响的首次或以前的就医过程,该过程会影响患者的再次就医行为。在就医经历中,患者的就医满意度是影响患者就医行为的主要因素。如首次就医时受到冷落,或经过多次就医治疗无效,或在就医过程中接受了令人痛苦的检查等经历都会阻碍个体的就医行为。

4. 就医经费　是指就医过程中所产生的医疗费用。医疗费用的高低、患者本人所承担费用的比例、整个社会对医疗费用的价值认同与实际费用的差别都会显著地影响就医行为。一般有医疗保险、无需承担高额费用个体的就医行为较主动；而需要个体承担高额费用、不能对所支付费用产生价值认同的个体则会产生消极的就医行为。

5. 社会支持　主要包括亲朋好友、单位同事等人际网络对个体就医行为的态度、个体的工作待遇及职业发展目标的支持程度。一般而言，亲朋好友、单位同事等的关注和支持有利于个体的就医行为，而繁忙的工作安排、较高的职业发展目标等因素则会阻碍个体的就医行为。

6. 个体人格　包括个体的性格倾向、病痛体验、生存动机等因素。个体乐观与否、痛苦体验敏感与否、生存动机是否强烈等都显著地影响患者的就医行为。如个性多疑、胆小、怕事者，病痛体验敏感者，生存动机强烈者容易采取就医行为，而个性固执、刻板者，病痛体验不敏感者，生存动机弱者不易采取就医行为。

四、遵医行为

遵医行为是指患者行为与临床医嘱的符合程度。具体而言，遵医行为是指患者对医生的医嘱或护士的健康教育、护理干预措施等遵从和实施的程度。

良好的遵医行为有利于疾病的治疗和身体的早日康复。但遵医行为的好坏受到多方面因素的影响，包括患者的内因和外部因素两个方面。患者的内因是起主要作用的方面，与患者的个性、知识水平及生活背景等因素有关；外部因素，包括医务人员的水平、医疗措施、医患关系、医疗条件、社会经济状况等。

1. 患者方面的因素

（1）疾病的性质：主要表现为两种情况。一是患者的病情较轻或症状不明显，导致其不就医或不按医嘱执行；二是对于那些慢性病或恢复期需要长期接受治疗的患者，往往不能坚持或不能按时执行医疗护理措施，从而影响了遵医行为。

（2）患者的医学知识水平：由于患者缺乏医学知识或一知半解，往往对自己的病情缺乏正确的认识，一方面可能低估自己的病情或预后，表现为就医的积极性不高，另一方面可能高估自己的病情或预后，导致有病乱投医，急于求成，一种治疗方案未结束就自行接受另外一种治疗方案，从而影响了患者的遵医行为。

（3）患者的个性特点：这也是影响患者遵医行为的一个因素。如果患者的性格急躁，可因某些症状暂时不能缓解而频繁地用药或频繁地更换治疗方案；如果患者缺乏对医疗护理措施的信心，可能会拒绝治疗；如果患者存在着偏执心理，可能会固执地认为只有某种治疗方案好，而不能随着病情的变化及时调整方案。另外，患者的认知功能如记忆能力等也是影响遵医行为的重要因素。

2. 医护方面的因素

（1）治疗方案：治疗的过程过于复杂，持续的时间太长，治疗过程中选用的药物有明显的副作用，这些方面均可导致患者的遵医行为下降。

（2）医护人员的水平：如果医护人员的专业水平低，可导致患者对医疗护理措施是否有效产生怀疑，进而影响到患者的遵医行为。

（3）医患关系：医患关系的好坏决定着患者对医护人员的信任程度，影响着患者的遵医行为。如果医护人员的服务态度差，与患者不能进行有效的沟通，造成医患关系紧张不协调，会导致医疗护理措施难以顺利地执行下去。

3. 其他　可有经济和社会方面的因素，如昂贵的医疗费用、患者的工作或社会环境的限制等方面均有可能导致患者遵医行为的下降。

第二节　患者的心理需要和心理反应

与健康个体相比，患者的心理需要和心理反应存在着很大的不稳定性和不可预料性。了解患者的心理需要和心理反应有利于实施恰当而及时的心理护理，促进患者的身心康复。在临床上，虽然患者存在着个体差异，但是他们也有共同的心理需要和心理反应。

一、患者的心理需要

（一）需要尊重

作为"弱者"，患者自我评价较低，对别人如何看待自己极为敏感，自尊心易受伤害，希望得到他人尤其是医护人员的关心和尊重。患者希望医护人员尊重其人格、保护其隐私，同时也希望医护人员尊重其个人的自主权。此时，患者也会表现出主动和医护人员接近，期待医护人员对于自己的病情多加以关注，同时也希望更多的家属和朋友的探望，从而体现自己的价值、能力和地位。

尊重的需要若不能满足会使患者产生自卑、无助感，或者演变为不满和愤怒。因此，医护人员在进行治疗和操作时都应该注意做好沟通解释工作，保护患者的隐私，充分尊重患者，避免那些可能伤害他们自尊心的行为，如以床号代替姓名称呼患者，在公开场合议论患者的隐私，治疗护理过程对患者过多的暴露等。

（二）需要接纳和关心

个体患病前承担多种社会角色，其归属感能从多方面得到满足，而患病后个体原有的社会角色、生活方式发生改变，加上陌生的住院环境，他们可能体验到孤独、无助，需要尽快地熟悉环境，希望能够得到医护人员和病友的认同和接纳，成为新团体中的一分子。因此，医护人员除了和患者建立良好的医患（护患）关系外，还可以通过建立患者俱乐部等途径满足患者的归属需要。

（三）需要信息

患者入院后在适应新环境中需要大量信息：首先需要了解有关医院和自身疾病的相关信息，其次需要得知家庭以及学校或工作单位的信息。

在进入医院这个陌生环境后，患者需要了解医院的相关规章制度，更希望了解自己疾病的相关信息，如疾病的性质、需要接受的治疗和护理的方案、医疗费用、医院的医疗技术水平、主治医生的专业特长等；同时，患者还需要及时知道家人的生活、工作情况，需要获得学校或工作单位的信息。因此，医护人员应理解患者，了解不同的患者在不同疾病阶段中最需要的信息，及时提供有关疾病的信息与健康教育。如对新患者要主动进行院规介绍，介绍有关制度，告知周围环境和设施，让患者心理上尽快适应住院环境；治疗过程中，允许并鼓励患者参与治疗护理决策，充分调动患者的社会支持系统，使患者能主动、积极配合治疗和护理，促进康复。

（四）需要安全

疾病状态下患者的自我保护能力减弱，加上环境变化、舒适感的改变，安全感也会降低，此时，患者体验到明显的安全威胁，将生命安全寄托于医护人员。患者担心疾病的发展和预后而寻求医护人员的帮助，但同时患者又担心治疗、护理、检查过程中存在潜在的危险。因此，为了满足患者的这种需要，医护人员必须保持严谨、有序的工作态度和高水平的医疗和护理服务。

（五）需要和谐环境、适度活动与刺激

医院的生活环境，相对于精彩纷呈的外界社会环境显得寂静和单调。住院患者被束缚在病房这个狭小单调的"小天地"里，往往会产生单调乏味感。加之活动范围小，平日的工作和生活习惯受到限制而处于被动状态，患者总感到无事可干，度日如年。加上疾病的折磨，患者可能存在焦虑情绪，也有的表现为冷漠，孤寂感，甚至丧失治疗信心。研究表明，良好的刺激对于机体健康的恢复起着积极的推动作用。因此，护理人员应根据患者病情和病房的客观条件，适当安排有新鲜感的活动，使病房变得具有一定的生活气息，不仅能为患者解除忧虑，而且可使患者积极乐观起来。如读报、下棋、看电视、听音乐及开展一些趣味性活动、健康讲座等，丰富患者的文化娱乐生活，改善患者的精神状态。还可以组织康复期患者参与社会的一些公益性活动，既可满足其接受新鲜刺激的需要，又可为其重返社会做好心理准备。

二、患者的心理反应

在疾病状态下，患者的生理功能发生改变，同时也会引起心理上的一系列变化，如认知、情绪、意志、人格等方面出现不同程度的心理反应。过分强烈的心理反应如果超过了机体的调节能力，则可产生焦虑、抑郁等紧张情绪或出现其他病理征象，影响患者康复。

（一）认知反应

患者在认知反应方面的变化主要表现为感知觉异常、记忆异常和思维的异常，具体表现如下：

1. 感知觉异常 人处于健康状态时，往往对自己的身体状况不太注意，当处于疾病状态时，注意力则由外部转向自身，由此导致感知觉的能力、指向性、选择性等属性的变化。常见的有：①感受性提高或降低：感受性提高主要表现为对外界的刺激反应敏感，外界正常的声、光、温度等刺激都可引起强烈反应，难以耐受，并伴有烦躁等消极情绪，他们对自身体位、卧床姿势、枕头高低、被子轻重都有明显感觉，甚至还会产生心跳、呼吸、皮肤温度等主观感觉的异常。而感受性降低则是对外界刺激反应迟钝，如食物的香味感觉迟钝，食之无味。②时间知觉异常：患者出现对时间的错误判断，由于久住病房，患者可能分不清上午、下午；或者表现为对时间快慢的判断错误，大多数患者会觉得度日如年。③空间知觉异常：如有的患者感觉自己的床头桌晃动，感觉病房太小等。④幻觉：个别患者在高热、手术、应用特殊药物后可能会产生幻觉。幻肢痛就是患者幻觉的典型表现。

2. 记忆异常 由于受到疾病等应激事件的影响，患者在记忆力方面常常表现出不同程度的损伤，包括遗忘或者部分记忆错误等。如患者不能回忆或不能正确叙述自己的病史、不能

记住医嘱，甚至对自己刚刚做过的事情也不能记住。记忆异常对患者配合治疗和护理将产生不利影响，应引起护理人员的关注。

3. 思维异常 在疾病状态下，患者的思维能力常会受到损伤。以患者的逻辑思维能力受损最为明显，表现为分析判断能力下降，做事要么瞻前顾后，犹豫不决，要么不假思索，草率决定。另外，猜疑或怀疑也是患者思维异常的常见表现形式。临床上，患者表现为敏感，对事情的判断缺乏根据，胡思乱想，惶恐不安，不信任他人；听到别人低声细语，就以为是在说自己病情严重或无法救治，总觉得医护人员和家属对自己隐瞒重要病情；对别人的好言相劝半信半疑，甚至曲解原意；疑虑重重，担心误诊，怕吃错了药、打错了针；有的仅凭自己一知半解的医学和药理知识，便缺乏根据地推断治疗、推断预后。

（二）情绪反应

疾病状态下的情绪反应是患者体验到的最常见、最重要的心理反应，一般以焦虑、抑郁、恐惧、愤怒为主体，这些负性反应给患者带来了很大的痛苦，严重地影响和阻碍了他们生理、心理的正常功能，影响疾病康复以及生活质量，在临床中应加强护理。

1. 焦虑 是个体感受到的威胁或者预期发生不良后果时产生的不愉快的情绪体验，表现为对未来的莫名担心与恐惧，是患者最常见的负性情绪反应。研究表明，适度的焦虑对人体是有利的，可以使人达到较高的警觉水平，提高应对刺激的能力，保持自我稳定；但过度而持久的焦虑则对心身健康造成不良影响。

临床上，患者的焦虑反应产生的原因是多方面的。①疾病初期，患者对病因及疾病转归，尤其是预后不明确，可导致焦虑；②若患者不了解某项检查的必要性、可靠性和安全性，常引起强烈的焦虑反应；③准备接受手术治疗的患者，因担心手术风险而焦虑，表现为坐卧不安，食不甘味，夜不能寐；④医院环境的不良刺激也会让患者产生异乎寻常的恐惧和焦虑，好像自己也面临巨大威胁。

根据产生焦虑的不同原因，患者的焦虑可分为期待性焦虑、分离性焦虑和阉割性焦虑。期待性焦虑是指患者感到的即将发生、但又不能确定的重大事件时的不安反应，常见于未明确诊断、初次住院、等待手术、疗效不显著的患者等。分离性焦虑是指患者因为生病住院不得不与自己的家人、同事以及熟悉的环境分离，离开了维持心理平衡和生活需要的环境和条件，由此而伴随的焦虑情绪，依赖性较强的儿童和老年人较容易产生。阉割性焦虑是一种自我完整性破坏和受到威胁时所产生的心理反应，最易产生这类反应的是手术切除某脏器或肢体的患者。

焦虑反应几乎不同程度的发生在每个患者身上，并对患者的治疗和康复产生影响，护理人员应根据焦虑产生的不同原因，结合个体的差异，进行有的放矢的心理干预。

2. 恐惧 是指个体面临危险情境时的所产生的情感体验，可有害怕、回避、哭泣、颤抖、警惕、易激动等负性心理反应。恐惧与焦虑不同，焦虑的对象不明确或者是有潜在危险的未发生事件，而恐惧是有明确的现存事物或事件。适度的恐惧有利于个体的防御反应，但若持续时间久、过度的恐惧则会导致患者的应对能力下降，不利于患者疾病的康复。

引起患者恐惧的常见原因有：医院特殊的氛围，有一定危险性的特殊检查、手术，预后不良或威胁生命的疾病等。如剖腹探查、骨穿、碘油造影、腔镜检查、放射治疗、截肢、摘除器官或切除病理组织等，确实给患者带来疼痛、不适和痛苦，导致其情绪过度紧张惧怕。

临床上以儿童、手术和癌症患者出现恐惧最为常见。护士应学会识别患者的恐惧情绪，分析造成该负性情绪的原因，针对个体的不同特点，采取解释、安慰等支持和认知干预方法，帮助患者克服恐惧心理，更好地应对疾病。

3. 抑郁　是一种由现实的或预期的丧失而导致的负性情绪反应，其典型心理特征是情绪低落。

疾病对任何人来说都是一件不愉快的事，多数患者都会产生程度不同的抑郁情绪。患者抑郁情绪的表现方式是多种多样的。轻者可表现为心境不佳、消极压抑、自我评价低、对周围事物的兴趣下降，随着抑郁的发展，重者可出现悲观绝望，对生活丧失信心，有自杀意念或行为。

抑郁的程度受到疾病性质及严重程度的影响，同时也受到患者个体人格特点、社会文化背景的影响。护理人员应有意识地提供积极的治疗信息，鼓励家人及其朋友提供有效的社会支持。对于严重的抑郁患者，应加强监护，防止自杀等行为的发生。

4. 愤怒　指个体因追求目标愿望受阻而出现的一种负性情绪反应，多见于患病的初始阶段或治疗受阻时。患者往往认为自己得病是不公平的、倒霉的，加上病痛折磨，自制力下降，易焦躁烦恼，容易激惹，行为失控。患者愤怒时导致的攻击可以是针对医护人员或患者家人的攻击行为，也可是患者的自我伤害或自我惩罚。

导致患者愤怒的因素主要有：①不良的医院环境因素；②社会支持系统不足、社会偏见等社会因素；③患者患有无法治愈的疾病等疾病因素；④医护患间的冲突。对此，护理人员应主动加强与患者的沟通，充分理解患者出现的愤怒反应，给予恰当的引导与疏泄，努力缓解患者的愤怒情绪，促进其疾病的康复。

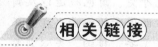

相关链接

癌症患者的情绪反应

某医院血液科收治了一位白血病中年患者，此病人是某市检察院干部，爱人经商，家庭条件非常优越。入院后，病人要求住单人病房，但科室单人病房已住满，病人又要求包下一间3人间的病房，但未能如愿，病人很生气。此后病人对护士百般挑剔，甚至谩骂、无中生有，并曾向医院院部投诉。在3星期的住院期间，护士在为之护理时，害怕与他说话，操作非常小心谨慎，但总免不了受到责骂，护士长为他替换了3名责任护士。最后他主动要求转院。转院后，此病人竟然介绍两名病人来此医院血液科，从这两位病人那里得知，此病人经常称赞此医院血液科的护士，令人深感纳闷，他为什么会这样？

分析评估：此病人之所以对护士百般挑剔，是因为住单人间的要求未满足而引起的吗？答案是否定的。此病人的行为明显带有敌意和攻击性，此类行为一般因不满和愤怒而引起。但他不满和愤怒的真正原因是由疾病导致的，此病人的事业正处于良好发展阶段，家庭经济条件又非常优越，但突然身患绝症，感到这一切即将离他而去，他觉得老天对他不公平，于是导致了他的愤怒，只是他把愤怒的宣泄转移到护士身上。这种反应是许多癌症病人常见的反应，此时他处于愤恨期。经过一段时间后，他逐步接受了这一现实，情绪开始平静，此时他回忆以前的行为，觉得内疚，为了弥补自己的对护士的伤害，于是出现了转院后的行为。

（摘自：刘晓红主编．心理护理理论与实践）

（三）意志行为反应

治疗过程就是患者为达康复目的而进行的意志活动。疾病本身及诊疗过程带来的痛苦和折磨会导致患者意志行为的改变，从而影响患者的治疗康复过程。大多数患者表现为意志减弱，缺乏主动性、进取性，对事对人变得盲从、被动，缺乏主见，甚至接受一些迷信的说法；有的稍遇困难便动摇、妥协，失去治疗的信心；还有些缺乏自制力，情感脆弱，易激惹等。但也有一些患者会表现为意志增强，主要见于某些精神疾病患者。

对意志行为减退的个体，护理人员不应迁就患者的过度依赖行为，应鼓励患者增强意志，发挥在疾病转归中的主动积极性，利于疾病的康复。

（四）人格特征变化

人格是个体在环境和遗传的交互作用下形成的稳定而独特的个性特征和行为模式。一般而言，人格一旦形成则不易改变。但这种稳定是相对的，某些疾病特别是慢性迁延性疾病、毁容、截肢等可改变患者原有的反应和行为模式，导致人格的改变。临床上主要表现为自信心和自尊心的下降、自我评价低。此时，护理人员应鼓励患者充分表达自己的感觉和想法，指导患者正确地评价自己。

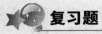 学习小结

　　疾病行为可以从病灶、病感和社会功能异常等方面的表现来判断。患者角色是个体在疾病状态下被赋予的新的角色。患者角色可有角色缺如、角色冲突、角色减退以及角色强化等多种角色模式。患者的就医行为和遵医行为受到了多方面因素的影响。在临床中，患者存在多种共同心理需要，如自尊需要、安全需要、信息需要、接纳、关心需要和和谐环境、适度活动与刺激的需要，并会出现认知反应、情绪反应、意志行为及人格特征等方面的变化。

（厉　萍）

★ 复习题

1. 临床中，患者角色模式的常见表现有哪些？
2. 患者常见的心理需要有哪些？护理人员该如何满足患者的这些需要？

第 十 章

心 理 护 理

学习目标

掌握：
1. 心理护理的概念。
2. 老年、慢性病、肿瘤、疼痛患者的心理护理。

熟悉：
1. 儿童、急危重症、临终和危机事件后创伤患者的心理护理。
2. 心理护理的实施形式。

了解：
1. 心理护理的基本程序。
2. 青年、中年患者的心理护理。

长期以来，为解释患者的心理与行为问题及本质，为临床提供科学有效的心理护理措施，维护患者最适宜的心理状态，众多学者及临床护理工作者进行了积极、广泛的探索，有效推动了心理护理的发展。本章将从解析心理护理概念入手，重点介绍不同年龄阶段患者的心理护理和不同类型患者的心理护理，以激发护理界同仁探究心理护理的热情，促进临床心理护理的快速发展。

第一节 概 述

临床心理护理实践及研究证明，有效实施心理护理的前提是理清、掌握心理护理的概念，明确其实施形式及基本程序，以指导临床心理护理工作科学、规范、有效地全面实施。

一、心理护理概念

心理护理（psychological care）的概念应从护理的本质和核心出发，通过确定心理护理在临床护理工作中的地位和作用来界定。国外研究者多强调心理护理的整体性和策略性，重视护理过程中心理干预手段的渗透，突出护患关系的和谐。国内学者对心理护理的概念表述更重视心理护理实施的过程、目标和方法。

一般认为，心理护理是指在护理过程中，护士通过各种方式和途径，积极影响患者的心理活动，帮助患者在自身条件下获得最适宜身心的状态。这个定义揭示了心理护理的复杂性和动态性，体现了心理护理是护士与患者双方共同活动的双边过程。心理护理的概念有广义与狭义之分。广义的心理护理是指不拘泥于具体形式、能给患者心理活动以积极影响的护士的一切言谈举止；狭义的心理护理是指护士主动运用心理学的理论知识和技术，按照程序，将患者的身心状态调控到最适宜的过程。

此处需要强调，"患者身心状态"并非一定与疾病严重程度成正比，身心状态的关键取决于患者自身的主观体验，偶染微恙可能终日愁眉不展，身患绝症也可能笑对病魔。护士可通过实施最恰当的心理护理措施，控制一切不利于患者身心的消极因素，帮助各类患者获得最适宜的身心状态。

二、心理护理与其他护理方法的区别与联系

心理护理致力于研究和解决患者的心理问题，与其他护理方法既有联系又有区别。当前，不少临床护士对心理护理的理解存在三个误区：误区一，将心理护理等同于心理治疗，认为所有护士均需要接受心理治疗与咨询的系统培训；误区二，把心理护理混同于思想工作，用"树立人生观"进行宣教；误区三，强调工作忙、没有时间做心理护理。这都是对心理护理的片面理解，这些片面理解在一定程度上阻碍了我国临床心理护理的深入开展。

（一）心理护理与其他护理方法的联系

首先，其他护理方法与心理护理方法的实施对象相同，均是患者和健康人；其次，在目前临床广泛实施的优质护理模式中，它们相互依存、相互融合，共存于各项护理活动中，为促进护理对象的健康（生理健康和心理健康）共同发挥作用。

（二）心理护理与其他护理方法的区别

主要体现在理论基础不同、关注问题不同、采用方法不同、对实施者的知识要求不同等几个方面，见表10-1。

表 10-1 心理护理与其他护理方法的区别

维度	心理护理方法	其他护理方法
理论基础	心理学理论	医学和护理学理论
关注问题	心理问题	生理问题
	心理社会文化因素与健康的交互作用	物理环境与个体健康的作用
采用方法	心理支持、纠正认知、行为矫正等	生物、化学、机械、物理等方式
实施者知识	一定的心理学知识和技术、护理学知识	医学、护理学知识和技能

三、心理护理的实施形式

心理护理是护士为患者提供的直接、及时、持续的支持。实施形式可依据不同的方法进行分类，以下是临床心理护理常用的两种分类形式。

（一）个性化心理护理与共性化心理护理

此分类方法的依据是患者心理问题的特性。

1. 个性化心理护理　指目标明确、针对性较强、用以解决患者特异性、个性化心理问题的心理护理。实施的前提是护士准确把握患者的心理状态，明确导致心理问题的原因；在此基础上，及时采取心理护理措施，改善不良心理状态。如针对创伤截肢患者绝望、轻生的心理护理。

2. 共性化心理护理　指目标不太明确、针对性不太强，仅从满足患者需要的一般规律出发，用以解决患者同类性质或共同特征心理问题的心理护理。其前提是掌握某类患者心理问题的共性规律，采用措施对可能发生的心理问题给予提前干预，防止心理失调的发生。如"手术患者的心理护理"、"门诊患者的心理护理"、"疼痛患者的心理护理"等。

特别强调，患者心理问题的共性化和个性化是相对的，共性化问题可含有个性化特征，个性化问题又具有共性化规律。例如，糖尿病患者的心理问题既涵盖同类患者心理活动的共性规律，又具有其独特性。

（二）有意识心理护理与无意识心理护理

此分类方法的依据是护士心理护理意识的差异。

1. 有意识心理护理　指护士自觉运用心理学的理论和技术，以设计的语言和行为，实现对患者的心理调控、心理支持或心理健康教育的过程。此方法需要心理学理论和规范化的心理干预操作模式作支撑，实施者需要接受专业化培训，具备主动实施心理护理的意识和能力。有意识的心理护理是当前临床心理护理领域迫切需要解决的重点和难点。

一个女性子宫切除患者与护士的对话：

患者：我觉得相当郁闷。

护士：我理解。我们愿意帮助你，这对我们来说很重要，因为我们知道子宫切除可能是一个复杂且难过的经历。但是你绝对不用心烦或郁闷，每件事情都进展得很顺利，伤口愈合得很好。我想你只是有点术后抑郁。

患者：我非常担心，感觉自己要哭了。

护士：我能理解，你可以告诉最亲密的朋友自己的担心，也许他们不能完全帮助你解决，但是，宣泄出来可能对缓解你的情绪有帮助。

患者：这……

护士：当然，你也可以自己写出来，然后把纸处理掉。不要担心，我会经常来帮助你的。

2. 无意识心理护理　指客观存在于护理过程的每个环节、能对患者心理状态产生积极影响的护士的一切言谈举止。护士良好的言谈举止和护患关系，可向患者传递慰藉，使患者产生轻松愉快的情感体验，有助于患者保持较适宜的身心状态。无论护士能否主动意识到，这些均可发挥心理护理效应。

护士对患者心理状态的影响是积极还是消极，源于其有意或无意的举手投足，护士应特别注意约束随意性言行，避免无意识中对患者身心造成消极影响。

四、心理护理的基本程序

心理护理与躯体护理不能截然分开，两者共同融于整个护理过程中，所以，应遵循躯体护理的护理程序开展心理护理工作。

1. 心理社会评估　通过采用观察、访谈、心理测量等方法，收集患者的生理、心理和社会信息，了解患者的心理状态和心理需要。资料一般来源于患者、患者家属、医生、各种检查结果等。

特别注意：收集资料须客观、全面、准确、科学、系统；最好收集来源于患者的第一手资料；尽量以量化方式收集资料；注意保护患者隐私，尊重其人格、自尊及权利；护士必须具有良好的沟通技巧。

2. 心理问题诊断　诊断一般基于北美护理协会提出的有关心理方面的护理诊断。

提出心理问题诊断的步骤：①确定心理问题的性质；②确定心理问题的强度；③明确引起心理问题的原因；④形成心理问题的诊断；⑤依据需要层次论以及心理问题强度及对生活的影响程度，确定心理问题的先后次序。

3. 计划与实施　计划以诊断为基础，选择心理护理对策，并确定心理护理目标及效果评价标准，见表 10-2。实施是将护理计划付诸行动，并贯穿全程，要求所有护士均按护理计划对患者实施心理护理。

表 10-2　心理护理计划

日期	心理护理诊断	长期目标	短期目标	心理护理措施	效果评价	签名	日期
	与面临重大灾难时关闭感觉通道有关。表现为对外界各种刺激反应迟钝或无反应	对刺激有正常反应	打开触觉通道	抚摸手臂 10 ~ 20 分钟	表情有变化		
			打开听觉通道	向患者传递信息10 ~ 20 分钟	与护士交谈		
			打开其他感觉通道	参加游戏 1 ~ 2 次/日，20 ~ 30 分钟/次	对刺激和疼痛有适当反应		

4. 效果评价　主要评估护理诊断中反映的心理问题是否得到解决、未解决的原因、有无出现新的问题等。基于评估，对计划进行必要的调整。

特别强调：可采用量化的方式，对心理问题进行前后比较；采用过程性评估与终末性评估相结合的方式。

第二节　不同年龄阶段患者的心理护理

个体在不同成长周期独特的生理和心理特点，导致不同年龄阶段的患者产生不同的心理问题，这些心理问题又直接关乎着患者的疾病康复。本节从分析不同年龄阶段患者的心理特点、影响因素入手，提出顺应规律的心理护理措施，为临床开展心理护理提供参考。

一、儿童患者

（一）概述

儿童一般指从出生至14岁的阶段，包括了婴幼儿期、学龄前期、学龄儿童期。儿童患者由于年龄小，对疾病认识不足，加之疾病带来的痛苦，离开父母和同伴等，常会产生一系列的心理变化，重者会影响其正常的心身发展，甚至出现发展危机。因此，应根据儿童患者不同阶段心理活动特点，有针对性地开展心理护理，减轻或消除其不良心理反应，促进患儿心身健康。

（二）心理特点及影响因素

1. 分离性焦虑　主要表现为闷闷不语、口吃、哭闹、焦虑、烦躁、孤独、食欲缺乏、尿床、拒绝治疗等。其主要原因是：儿童从6个月起，开始建立一种"母子连接"的关系，并在以母爱为中心的关系上，对周围环境产生安全感和信任感，一旦生病住院，离开家人和熟悉的环境，往往会导致患儿出现"分离性焦虑"。

2. 恐惧　主要表现为哭闹、拒食、睡眠不安、不合作甚至逃跑等。其主要原因为：①儿童患者对疾病缺乏深刻的认识，不能正确认知诊疗措施；②患儿有痛苦的诊疗经历，对住院产生恐惧感；③有些儿童将生病住院看做是父母对自己的惩罚或抛弃；④医院陌生的环境及陌生的医护人员等，都会增加患儿的紧张、恐惧。

3. 行为异常　多见于较大的患儿。主要表现为：对立行为，发怒、吵闹、拒绝医护人员的要求；有些患儿出现退行性行为，如尿床、撒娇、睡前哭闹、依恋父母等。主要原因：生病住院对于儿童来说是一种巨大的生活事件，再加上疾病的痛苦和折磨等，导致患儿产生心理应激反应，甚至退化行为。

4. 抑郁自卑　常见于较大的患儿。主要表现为沉默寡言、唉声叹气、不愿与人交往、拒食、拒绝治疗，严重者会产生轻生念头。主要原因：疾病导致患儿与健康同伴之间产生差异，患儿担心得不到同伴的认同；疾病久治不愈，使患儿丧失治愈的自信心，担心疾病治疗效果；有些学龄期儿童会担心生病住院影响学习成绩，因而忧心忡忡。

（三）心理护理措施

1. 婴幼儿期（0~3岁）患儿的心理护理　婴幼儿容易从父母的搂抱、亲吻、抚摸中得到安慰，因此，护士应兼护士和母亲的角色于一身，满足患儿的心身需求。病情允许的情况下，经常抱、拍或者抚摸其头部、背部，这些温柔体贴的触摸会使患儿产生如同母亲在身边一样的安全感和依恋感，对患儿心身康复具有积极意义。

针对患儿离开父母产生的分离性焦虑、哭闹等，应尽可能安排固定的护士进行持续全面的护理，建立护士与患儿的亲密感和熟悉感；病情允许的情况下，可鼓励家长陪伴，参与护理过程。

此外，对反抗、哭闹、抑郁等不良情绪的幼儿，护士应耐心解释患病住院的原因，纠正患儿认为住院是惩罚的错误观念，并注意采用温暖的表情、亲切的态度、和蔼的语调，让患儿感受到护士的温暖和亲近，从而更好地配合治疗和护理。

2. 学龄前期（4~6岁）患儿的心理护理　学龄前期儿童思维能力和自我意识有了一定

的发展，具备一定的独立性和判断分析能力，生病住院后，常常会表现得比平时更加依赖父母，易产生孤独和不安全感。护士应态度和蔼，主动接近患儿，建立良好的情感沟通，让患儿产生亲近感；浅显地解释疾病相关的知识，帮助其熟悉医院环境，并鼓励他（她）与其他小病友建立良好关系，尽量减轻紧张和陌生感；组织患儿做游戏、讲故事、看电视等活动，营造活泼快乐的病房环境，分散其注意力。

3. 学龄期（7~14岁）患儿的心理护理　学龄期儿童已经具备一定的理解力和生活常识，且自尊心较强，希望得到他人的尊重和肯定，对生病有一定程度的认识。心理护理应当注意：充分尊重患儿，向其讲解生病、住院、治疗等的大概情况，让患儿有心理准备；进行治疗或护理操作时，尊重患儿的自尊心，减少暴露面积，并让无关人员躲避；对患儿好的表现给予肯定，激发其配合治疗和护理的积极性，引导患儿做一些力所能及的个人护理，强化患儿独立意识；适当组织患儿看书、做作业或开展其他娱乐活动，鼓励和强化患儿互帮互助和团结友爱的意识和行为。

二、青年患者

（一）概述

青年期是一个过渡时期，心身发展处于迅速走向成熟而又尚未成熟的状态，心理活动错综复杂，变化无常，且容易受到家庭和社会等多方面因素的影响，容易出现心理问题。因此，合理的心理护理对其心身康复具有重要意义。

（二）心理特点及影响因素

1. 震惊与否认　青年期是人生的黄金时期，处于学业、事业、家庭的上升阶段，富于理想和抱负，一旦突然患病，常常感到震惊，不相信医生的诊断，否认患病事实，难以适应患者角色。

2. 焦虑与急躁　青年人的情绪具有激烈、起伏波动的动荡性特征，且青年人不善于调节情绪，突然的患病打击极易导致其焦虑、烦躁不安；而且青年患者具有希望疾病早日康复的急切心情，故更易加重其急躁的情绪。

3. 自卑与自弃　有些青年人患病后会出现自卑，甚至自暴自弃。其主要是因为担心患病会影响学习或工作，对恋爱、婚姻、生活和前途等产生负面影响，尤其是患有严重疾病或可能伴有后遗症的患者，往往对未来生活充满担忧。

（三）心理护理措施

1. 尊重自尊和独立　青年患者独立意识和自尊心强，希望得到他人的尊重和认可，护士要平等相待，注意语言、态度的文明、和蔼，真诚地关心和照护患者，以取得其信任，构建良好的护患关系；尊重青年患者隐私，治疗、护理之前多征求其意见，取得同意和配合。

2. 培养情绪管理能力　青年患者情绪变化强烈，易冲动，且不善于控制，护士应根据其性格、文化层次和生活背景，有针对性地进行情绪管理能力的教育和培养，帮助其有意识地调节和控制情绪活动；善于观察、及时发现患者的不良情绪，合理疏导，鼓励宣泄，及时缓解不良情绪。

3. 构建和谐的康复环境　根据青年患者向群性的特点，有意识地促进年轻病友间的交流沟通，例如，可尽量将青年患者安排在同一病房，鼓励病友间无障碍交流；病情允许时，可适当安排娱乐活动，既可转移患者对疾病的注意力，又可丰富其精神生活，有助于情绪的改善和心身康复。

三、中年患者

（一）概述

中年是一生中发展最成熟、精力最旺盛、工作能力最强的时期，同时也是负担最重、心理压力最大的阶段。中年人既是家庭的支柱又是社会的中坚力量，一旦患病，心理活动尤其复杂和严重，如不能及时有针对性地进行疏导和干预，可能引发严重的心理问题，阻碍心身康复。

（二）心理特点及影响因素

1. 愤怒和焦虑 突然患病被迫中断工作，患者常会产生严重的挫败感；加之患病带来的较重经济负担、生活质量下降、社交活动受限等，导致中年患者产生急躁、焦虑情绪，甚至愤怒。

2. 悲观与绝望 患有慢性疾病或者愈后可能伴后遗症的患者，担心事业前途和正常家庭生活受到影响，担心老人赡养、子女教育等一系列问题，常常忧心忡忡，对未来生活悲观失望。

3. 更年期综合征 个体45~50岁时开始步入更年期，体力和精力逐渐向老年移行，内分泌功能下降，身体和精神状况大不如前，此时如果突然患病，会加重中年人身体负荷，对心身影响也较大。而且，中年正是事业和家庭压力最重的阶段，生病可能造成事业发展受阻和家庭负担的加重，因而易出现情感脆弱、好发脾气等负性情绪反应，甚至出现更年期综合征。主要表现为自主神经功能紊乱的症状，如头晕、头痛、失眠、食欲减退、心慌气短等。

（三）心理护理措施

1. 缓解负性情绪 针对中年患者的特点，准确评估患者需求和压力源，采取针对性的情绪管理、情绪疏导、情绪宣泄、注意力转移等多种方法，改善患者的不良情绪，使患者形成平和、积极的心态，更好地配合治疗和护理。

2. 提供支持 中年患者由于各种因素的影响，可能会出现中断正常治疗而带病坚持工作的情况，从而影响疾病转归。护士应及时提供疾病相关知识，使患者意识到遵循疾病进程、配合治疗的重要性；发挥社会支持系统的力量，鼓励患者家属、亲友、领导、同事提供情感支持，尽量解除其后顾之忧，使其安心养病。

3. 注重更年期心理保健 引导患者正确认识、正确对待更年期，认识到更年期综合征是生命发展的正常现象，不是器质性病变，应正确对待并泰然处之；引导患者有意识地控制更年期的各种症状，养成良好的生活规律，保持心情愉快。

四、老年患者

（一）概述

老年人见多识广、经验丰富、道德感强、容忍力强、痛觉阈限高，许多老年患者能很好地配合治疗和护理。但由于个体进入老年期后，在身体各系统、器官发生不同程度的器质性或功能性的退行性改变的同时，生活、工作、经济条件和社会地位也在发生变化，因而可能造成其心理状态发生变化；而患病的遭遇、恢复缓慢的事实则可能导致其心理问题更加突出。因此，了解老年患者的心理特点及影响因素，实施有的放矢的心理护理，对于缓解老年患者的疾病痛苦，保持心理健康，提高晚年生活质量具有重要意义。

（二）心理特点及影响因素

1. 悲观与无价值感　主要表现：否定自我，觉得自己老不中用，是家庭和社会的负担，整日唉声叹气，对生活失去兴趣，缺乏疾病痊愈的信心，悲观失望，消极面对治疗和护理。主要原因：①进入老年期后，个体生理和心理上的老化现象加速，无论是体力还是精力都不如从前；②退休后，经济条件和社会地位发生改变；③疾病因素。

2. 刻板与固执　主要表现：固执己见，以自我为中心，坚持自己的生活方式，不愿意接受改变，适应新环境的能力较差。主要原因：老年人人生阅历和生活经验比较丰富，形成了固定的习惯和生活方式，而生病住院打破了患者的生活习惯和秩序，导致其不适应。

3. 自尊心强　主要表现：希望得到医护人员的尊重、恭维，不愿意听从他人的安排，不服老，喜欢争强好胜，勉强做一些力所不能及的事，如，坚持原来的饮食习惯，坚持独立行走等，因而极易引发意外事故。主要原因：长期处于长者的地位，习惯了受人尊重和敬佩，因而自尊心较强。

4. 孤独与寂寞　主要表现：被抛弃感，容易发脾气、生闷气，对未来失去信心，不配合治疗及护理。主要原因：①老年患者社会活动减少，住院后活动范围更小；②子女工作忙或不在身边，亲友探视较少。

（三）心理护理措施

1. 尊重和重视　护士应理解老年患者的心理特点，尊重其尊严和人格。护理过程中，应和蔼亲切，多用敬语，注意态度礼貌，尽量满足其要求。交谈时，仔细聆听，尽量避免争辩，认真对待其想法和意见。

2. 耐心和关爱　老年患者往往会有不同程度的反应迟钝，如看不清、听不清、理解慢、说话和行动慢等，护士应当给以谅解，做到耐心、细致、周到、勤快。耐心对待老年患者的询问，交谈时声音稍大，语速稍慢，切忌表现出不耐烦。

3. 克服不良心理　对于情绪低落、悲观失望的老年患者，应鼓励其回忆过往的美好事情，肯定过去的成绩，并给以赞扬，使其获得心理上的愉悦感和满足感，改善不良心境。

4. 加强社会支持　协调老年患者家庭和社会的关系，动员家人和亲友多陪伴、多探视，在物质和情感上给以支持、关怀，使其感受到被关心、被重视，减轻或消除老年患者的孤独感。

第三节　不同类型患者的心理护理

研究发现，躯体疾病伴发心理问题或由心理问题引发躯体疾病的发病率呈逐年上升趋势。在医院，无论内科、外科，还是妇产科、儿科等，都有一些患者在出现躯体不适的同时，伴发各种各样的心理问题。据调查，我国综合医院和各类基层卫生保健机构中，25%～40%的患者有心理问题或伴有心理问题，而存在心理问题的躯体疾病患者的绝望和无助远远超过一般躯体疾病所带来的痛苦。因此，如何正确护理这类患者是值得关注的重要课题。

一、慢性患者的心理护理

（一）概述

慢性病指病程长达 3 个月以上，又无特效治疗的疾病。它具有起病缓、病程长、反复发作、疗效不显著等特点，会对患者的生活、工作、心理产生一定的不良影响，已成为人类健康的最大威胁。随着医学科学的发展及人类平均寿命的不断延长，患慢性病的机会及绝对数日趋增高，而不同的人对患上慢性疾病有不同的反应，他们的反应又取决于很多因素，如应对技巧、人格特征、社会支持、疾病的性质、预后及对其日常生活的损害。因此，了解人们患上慢性疾病的反应和应对，并采取心理干预的技术，帮助他们更有效的应对疾病，增强长期适应疾病的能力具有十分重要的意义。

（二）心理特点及影响因素

1. 心理特点　临床观察及研究发现，慢性病患者的心理反应可粗略分为三个时期：初患疾病时的震惊；治疗进程中期待心理受挫时的无助、绝望、孤独；病程延长后的角色强化。

（1）震惊：是发病初期患者最迅速的反应。当患者感到危机来临，尤其是在没有任何预警的情况下来临时反应尤甚。主要表现：不知所措，行为不受自己控制，患者与情境分离，似乎成了旁观者。

（2）抑郁心境：慢性病的折磨使患者劳动力部分或完全丧失，事业发展、家庭生活、经济状况等均受到不良影响，而期待康复的希望又难以实现，由此导致患者出现抑郁心境。主要表现为：忧心忡忡、沉默不语、悲观失望、愁眉苦脸、怨天尤人，甚至产生"生不如死"的轻生念头。

（3）敏感多疑：一方面，患者会出现怀疑治疗方案或医护人员治疗水平的现象。常见表现：要求其他医生会诊，或擅自到院外治疗，或抗拒治疗，甚至自行更换药物等。另一方面，患者的注意力会出现转移并集中到自我身上。主要表现：猜疑自己患上不治之症；看到医护人员低声谈话时，猜疑是在讨论自己的病情；对他人的劝慰半信半疑，甚至曲解；身体稍有不适，即猜测是否病情加重等。

（4）紧张焦虑：由于许多慢性病目前尚无令人满意的特效治疗方法，患者在应对疾病的漫长过程中，可能出现紧张、焦虑情绪。主要表现：烦躁、失眠、易怒、有度日如年之感；有的患者寻根问底，渴望了解疾病的治疗情况，期盼疾病获得痊愈。

（5）角色强化：慢性病患者由于长期依赖他人的关心和照顾，逐渐进入患者角色，并从中"继发性获益"，形成患者角色的"习惯化"。这种"习惯化"虽然对患者适应疾病、配合治疗具有积极作用，但是，由于免除了原来社会角色承担的责任与义务，因而可导致患者安于"患者角色"，将医护人员和家人的照顾视为理所当然，担忧离开医护人员的密切关注病情即会恶化，因而情感脆弱、生活自理能力下降。这种心态不利于疾病的治疗与康复。

2. 影响因素　影响慢性病患者心理变化的因素除疾病本身外，还与其部分社会生活能力丧失、社会适应不良等有关。

（1）疾病相关因素：疾病本身：慢性病可能伴有剧烈的疼痛，或致残、致畸，或威胁患者生命，故易引发患者各种心理反应。治疗方案：有些治疗方案可伴剧烈疼痛，或严重的药物副作用；或干扰患者的日常活动，甚至要求其完全改变生活方式和习惯。由此也可引发患者心理变化。

（2）个体因素：年龄、性别、人格特征等个体因素也可对慢性病患者心理产生影响。

年龄：不同年龄阶段的慢性病患者对疾病本身及治疗方案的理解程度不同，影响因素也不完全一致。如幼儿，因为认知能力有限，不能完全理解疾病及其治疗方案，因而关键的影响因素可能是活动受限以及与亲人的分离。此外，疾病对不同年龄段患者的负面影响不尽相同，影响因素也存在差异。如青少年关注与同伴保持一致、被同伴接受，而患病可能导致此目标受阻，因而易出现逃避治疗、否认患病等问题；慢性病可能阻碍成年人人生理想的实现，或生活方式的改变；会导致老年人安度晚年的目标受阻。如此种种，均可导致慢性患者出现不良心理反应。

性别：男性的自信多来源于强有力的身体和各项功能，而身患慢性病则意味着需要长期扮演依赖者的角色，这显然违背了传统文化中的男性角色特点，所以，男性比女性更难以接受患慢性病的事实。

人格：不同人格特征的个体对身患慢性病的事实认知评价不同，心理反应也不相同。坚强、乐观的个体，能够积极寻找希望，追求生活质量和人生目标；悲观、消极的个体，则易出现不良心理或行为反应。

（3）环境因素：包括物理环境和社会环境两个方面。物理环境主要指医院环境，无论多么现代化的医院环境，对患者来说都是不自由的，甚至产生死气沉沉之感。社会环境主要指由那些与患者存在血缘关系、亲密关系、社会关系的人构成的社会支持系统。社会支持系统是否强大、对患者的影响是积极还是消极，均会对患者的心理产生不同影响。

（三）心理护理措施

针对慢性病患者心理特点及其影响因素，采取科学的心理护理措施，帮助慢性病患者应对疾病带来的心理社会问题，对患者适应疾病、提高生活质量至关重要。

1. 提高疾病适应性　患者经过诊断初期的震惊、思绪混乱之后，多数能进入患者角色。但因慢性病病程持续时间长，因此，不管随时间变化病情是趋于恶化、保持不变还是好转，患者及其家属都必须学会适应。护士应教会患者及其家属，在多个方面进行积极调整，如工作、学习、饮食、生活方式等，以提高其对治疗及护理方案的依从性。

2. 提供心理支持　慢性病患者易对疾病产生顾虑和担忧，或将疾病看得过分严重，缺乏治疗信心，护士要通过支持性心理护理，帮助患者维持最佳心理状态，树立战胜疾病的信心。对于初次、急性发病的慢性病患者，耐心解答其疑问，询问其需求，并给予安慰及恰当的心理指导，以调动其主观能动性。对于病程长、反复发作的慢性病患者，围绕终生带病的问题，护士可采取心理护理与生理护理相结合的综合护理方法，创造舒适安全的环境，丰富住院生活，安慰与鼓励等多种措施，激励其坚定信心，调节其情绪，振奋其精神，增强与疾病抗争的勇气。

3. 情绪疏导　采用真诚交流、鼓励倾诉、技术指导等多项措施，帮助患者纠正或宣泄负性情绪，提高有效控制负性情绪的能力，切断负性情绪与疾病症状之间的恶性循环。

4. 社会支持　通常可从亲友、特定的支持群体、其他病友处获得支持。

亲友支持：建议亲友多探视患者，以宽容的态度为患者提供倾诉、宣泄的机会，使患者充分享受到家庭的温暖；尽量避免让患者担忧家事、医疗费用等问题；避免自身不良情绪对患者的负面影响。

特定群体支持：医护人员可为患者提供医疗信息支持；社会机构可为患者提供参加力所能及活动的机会，提高其生活兴趣和存在价值感。

病友支持：病友之间的信任与默契是任何人都无法替代的，如，某患者因患慢性病而非常害怕夜晚，每到夜深人静时，就会感到绝望和无助。当他与病友交流时，发现病友也存在相同的感觉，他心里舒适了许多，面对疾病及生活问题的信心和勇气随之增强。

5. 认知调整　许多慢性病患者的负性心理是由于对疾病持有错误观念和思维模式造成的，认知调整就是采用认知疗法帮助患者消除不合理信念，重建对慢性病的正确认识，达到减轻或消除负性情绪的目的。

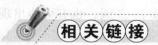 **相关链接**

慢性病的自我管理

慢性病自我管理（chronic disease self-management，CDSM）是指用自我管理方法控制慢性病，即在卫生保健专业人员协助下，个人承担一些预防性或治疗性的卫生保健活动。它通过系列健康教育课程教给患者自我管理所需知识、技能、信心以及和医生交流的技巧，帮助慢性病患者在得到医生更有效的支持下，主要依靠自己解决慢性病给日常生活带来的各种躯体和情绪方面的问题。

慢性病自我管理方法起源于20世纪50~60年代的美国，它强调把患者视为卫生保健服务的主要提供者而不是消费者，将一些卫生保健活动转交给患者，并不断增强患者积极参与自身保健活动的能力。目前，自我管理方法用于慢性病的预防与控制在美国、英国、澳大利亚等发达国家已有20多年的历史。

近年来，我国众多医护人员或科研人员对慢性病患者自我管理展开研究和实践。20世纪90年代中期，借鉴美国斯坦福大学创建的慢性病自我管理健康教育项目（chronic disease self-management programme，CDSMP）的成功经验，建立了中国本土化的慢性病自我管理健康教育项目。从此以"专业人员集中授课＋疾病管理技能训练＋病友相互交流防病经验、相互教育"为模式的自我管理教育形式开始出现。但由于慢性病自我管理的研究在我国起步晚，时间短，目前尚未进行较长期的评估和连续性随访，因而未能观察到CDSMP课程持长期的效果。

（摘自：张丽丽，董建群. 慢性病患者自我管理研究进展）

二、急危重症患者的心理护理

（一）概述

急危重症指紧急、濒危的病症，需及早进行医学处理，否则，可能导致躯体重度伤害甚至死亡。其特点是病情重且复杂、变化快，随时可能出现危及生命的征象，由此决定了急危重症患者的心理反应要较一般患者复杂且严重，这些心理反应会直接影响患者的病情稳定、疾病转归及生活质量。因此，必须密切关注急危重症患者的心理反应及其影响因素，实施有效的心理干预，提高抢救成功率，促进患者早日康复。

（二）心理特点及影响因素

1. 心理特点　意识清醒的急危重症患者心理变化可粗略分为四个时期：初期的焦虑、恐惧；早期的否认；中期的孤独、忧郁；好转期的依赖。

（1）焦虑、恐惧：多在患者初入院或进入监护室的 1~2 天。主要表现为紧张不安、惊慌失措、睡眠障碍，严重者可有惊恐发作或精神病性症状。这是急危重症患者正常的心理反应及原始的心理防御机制。

（2）否认：多发生在患者进入监护室的第 2 天，第 3~4 天可达到高峰。调查显示，约 50% 的急危重症患者出现否认心理。主要表现：否认自己有病；或承认自己有病，但否认入住监护室的必要。这种心理防御机制短期内对患者具有一定的保护作用，可遏制极度恐惧造成更大伤害，但长期否认则不利于患者的康复。否认心理一般持续 2~3 天，也有可能出现 1~2 次反复。

（3）孤独、忧郁：约 30% 的患者在入住监护室第 5 天后出现。此为心理损失感的反应，主要表现为：消极压抑、悲观失望、孤僻寡言，常感到孤立无助，严重者可能出现自杀倾向。

（4）依赖：经精心治疗及护理，病情明显好转，允许患者离开监护室时，他们却因担心病情复发不能得到及时救治，而对监护室及医护人员产生依赖心理，不愿离开。

此外，有些意外受伤的患者、不治之症的患者、持续疼痛的患者，可产生愤怒情绪。主要表现：仇恨、行为失控，吵闹哭泣，同时伴有心率加快，血压、血糖升高。

2. 影响因素

（1）疾病因素：主要包括：起病突然，患者无心理准备；病势凶险、救治困难，患者随时面临死亡威胁；急性病骤然改变患者的生理功能、心理、社会状况，使其难以迅速适应患者角色的转变。

（2）治疗因素：患者短时间接受许多不熟悉的护理操作及特殊检查；某些治疗方案会改变患者的生活方式和习惯，如呼吸功能衰竭的患者进行气管切开、安放通气装置等。

（3）环境因素：入住监护室的患者，看到的是各种抢救仪器及医护人员严肃的表情、紧张抢救的身影，听到的是各种抢救仪器的工作声或报警声；此外，监护室与外界隔离，患者不能及时得到家人、朋友的支持和信息。种种刺激极易导致患者产生不良心理反应。

（三）心理护理措施

1. 针对负性情绪的心理护理　负性情绪可增加患者病情复发、恶化的可能，稳定患者的情绪是心理护理的首要任务。

（1）热情接待，向患者介绍监护室的环境及制度，解释入住监护室的必要，说明各种监护仪器使用的目的及可能发生的声响，使患者尽快熟悉环境，消除紧张。

（2）举止沉着冷静，语言恰当温暖，操作熟练有序，以赢得患者信任，使其产生安全感。

（3）及时情绪疏导。加强沟通，动态了解患者的心理变化；及时给予心理支持；教会患者情绪宣泄方法，并耐心倾听患者倾诉。

（4）合理安排家属探视。做好家属的心理干预，避免其负面情绪对患者造成不良影响。

2. 针对否认的心理护理　护士可不纠正患者的短期否认，但对长期持续否认的患者，护士应耐心解释，说明入住监护室的重要性和必要性，鼓励患者接受患病事实，纠正认知偏差，积极配合治疗。

3. 针对依赖的心理护理 部分患者会对监护室环境和护士、亲友、同事的特殊照顾产生依赖性。虽然依赖有助于提高患者的遵医行为，但过度依赖则不利于调动患者的主观能动性，有碍疾病好转。因此，对即将撤离监护室的患者，护士应告之危险期已过，需要转入普通病房继续治疗，并介绍普通病房的情况；逐渐减少患者受到的特殊照护，使患者做好撤离监护室的心理准备。

三、手术患者的心理护理

（一）概述

手术是广泛用于临床外科、妇产科、眼科、耳鼻咽喉科、口腔科等疾病治疗的重要手段。由于其有创性的特点，接受手术的患者无疑会产生这样或那样的心理反应，这些心理反应有可能反过来影响手术患者的康复。实践证明，心理状态良好的患者，术后切口愈合理想、康复时间短。因此，了解手术患者的心理特点及影响因素，实施科学的心理护理，对提高手术的安全性、促使患者早日康复具有重要意义。

（二）心理特点及影响因素

1. 术前患者的心理特点及影响因素

（1）心理特点：主要表现为精神紧张、恐惧、焦虑、失眠、依赖、自责等，过度焦虑者可出现心悸、胸闷、气促、坐立不安、出汗等心身反应。国内有学者研究发现，择期手术的患者76%的人术前有明显焦虑；紧急手术者24%的人出现焦虑情绪。

焦虑的轻重会不同程度地影响手术治疗效果。轻度焦虑是患者正常的心理适应性反应，有利于机体生理功能的调节；过度的焦虑和恐惧可降低患者的痛阈，使其术中或术后感受到强烈的创痛，对手术效果自我感觉不佳；无焦虑者预后效果也欠佳，因患者采取了回避和否认的心理防御机制，或对手术及医生存有过度的依赖心理，对手术危险及术后并发症等缺乏足够的心理准备，一旦面临问题便会不知所措。

（2）影响因素：①信息缺乏：患者对手术及麻醉缺乏正确的认识，担心手术效果，害怕手术引起剧烈的疼痛与不适，担心术中出血过多、发生麻醉意外、手术失败留下后遗症、术后形体改变、增加经济负担等；②手术经验：如果患者经历过一次失败的手术，那些不愉快的心理体验可能重现；③对医护人员的信任：不信任医护人员的技术水平，或者医护人员有过不良的言行态度，都是导致患者产生恐惧和焦虑情绪的因素，而过度的信任医护人员，则会导致患者产生依赖心理；④其他：包括患者的家庭关系、单位人际关系、治疗费用、手术对日后工作和学习的影响等。此外，手术的种类、性质、患者的年龄、性别、文化程度、经济状况、人格特质等都是影响患者心理反应的因素。

2. 术后患者的心理特点及影响因素

（1）心理特点：术后患者在短期内多会出现疾病痛苦解除后的轻松感，表现出积极的心理反应，但脱离生命危险后，又会出现一些消极心理反应。主要包括：①焦虑、烦躁：研究发现，手术患者的焦虑并不仅局限于手术前，也不终止与手术完毕，许多患者手术后仍有高水平的焦虑体验。其原因可能是伤口疼痛、躯体虚弱、活动受限等；②抑郁：术后危险期过后，患者开始考虑手术对自己健康、工作、学习和家庭的不利影响，特别是容貌受损、躯体完整性遭到破坏或生理功能受到影响的患者；③角色强化：表现为退化现象，如被动依赖、哭泣，对各种不良刺激的耐受性降低等。

（2）影响因素：①社会人口学因素：如性别、年龄、文化程度、经济状况、人格特征、社会支持情况等。调查显示，65 岁以上的老年手术患者，约 50% 产生术后忧郁；②疾病因素：疾病性质、择期手术、急诊手术、手术大小等均可对患者术后心理反应产生不同程度的影响。

（三）心理护理措施

通过恰当的心理护理旨在使患者以积极的心态应对手术刺激，减少不良反应，维持和增进心理平衡。

1. 术前患者的心理护理　术前患者的心理反应个体差异甚大，故应针对患者不同的心理反应和人格特征，采取科学的心理护理措施。

（1）认知疗法：旨在改变患者不合理信念，重建合理认知。护士应向患者阐明手术的重要性及必要性，要特别重视对手术安全性问题的恰当解释；对心理负担较重的患者，可适当介绍专家为其制定手术方案的思路，强调其采取手术治疗的有利条件；教育患者关注治疗的正面信息，正确理解手术带来的不适，使患者对手术产生正确的认知，积极配合治疗。

（2）社会支持：Kulik 等在"社会支持与术后恢复关系"的研究报告中指出：已婚患者中的家庭支持高者，手术后较少使用止痛剂，且恢复快于支持低者。所以，护士应合理安排患者家属、朋友及时探视，引导他们安慰和鼓励患者。条件许可时，安排其与已成功接受手术的患者同住一室，利用病友间的榜样示范作用，增强患者战胜疾病的信心。

（3）行为控制：帮助患者学会行为控制技术，如放松练习、分散注意力、深呼吸等，以减轻其紧张和焦虑。

2. 术后患者的心理护理　除需要继续发挥社会支持系统的作用，采用行为控制技术缓解术后疼痛外，还应注意以下几点。

（1）心理支持：实施保护性医疗措施，患者麻醉清醒后，立即告之其关于手术的信息，一般只反馈有利信息，以减轻患者的心理压力；及时给予心理支持、解释、安慰和鼓励，消除其负性情绪。

（2）认知纠正：若患者的不良心理与其对手术疗效的错误评价有关，护士应教会其正确的评价方法，即根据自身疾病及手术后检查情况进行客观评价，不仅能与其他同类患者比较，还能使患者感知到自己正在康复。

四、移植患者的心理护理

（一）概述

器官移植可分为生物器官移植（肾移植、肝移植、心脏移植、小肠移植、角膜移植等）和人造器官移植（心脏瓣膜转换、心脏起搏器置入等）。随着器官移植技术、移植免疫基础研究及各种免疫抑制剂研究的进展，器官移植已成为目前治疗器官功能衰竭的有效手段。随着医学模式的转化及整体护理模式的开展，移植患者的心理问题及社会功能康复等愈来愈受到国内外学者的关注。文献报道，肾移植患者的不良心理反应率为 34%。在术后 1 年，社会心理适应不良者仍有 23% 以上，心理问题已成为影响患者生活质量的主要因素。因此，研究器官移植患者的心理特点、心理护理措施，将成为临床心理护理的热点和重要任务。

（二）心理特点及影响因素

1. 心理特点　器官移植患者由于长期受疾病的折磨、病情反复、经济负担重，因而心理问题比较突出。

（1）器官移植前的心理特点：患者既希望尽快手术，又担心手术不成功，在等待移植器官的过程中，患者一直在做着生或死的心理准备。因而，易产生焦虑、抑郁等不良情绪反应，有些患者还可出现器质性脑病综合征，表现为感知觉异常、思维异常、注意力不集中，严重者可出现意识障碍。

（2）器官移植后的心理特点：所有患者在移植早期阶段均有欣慰和再生感，随着继续治疗及并发症的出现，又会产生不同的心理变化。研究发现，器官移植后患者的心理反应可分为三个时期，即心理排斥期、认同期、同化期，每期患者的心理特点也各不相同。

心理排斥期特点：也称异体物质期，发生于器官移植术后的初期。患者对植入躯体的器官有强烈的"异物"感，主观认为移植的器官与其生理功能不协调，躯体的完整统一性受到了破坏，因而担忧、惊恐不安。

认同期特点：担忧、恐惧情绪有所好转，患者希望了解供者的情况，甚至是生活琐事。

同化期特点：不良心理反应大大减少。国外研究表明，患者在了解供体的详细细节后，在认同的基础上，其心理活动、人格特征就会受到供体心理特征的很大影响。

2. 影响因素　影响器官移植患者心理反应的因素主要分为两类。

（1）疾病因素：器官移植的患者都身临绝境，不移植他人器官即不能存活。随着躯体的日益衰弱，患者依赖性逐渐增强；由于器官来源不足，许多患者需要等待很长时间，希望与失望的交替过程会对患者心理产生严重负面影响。

（2）社会因素：影响患者心理反应的社会因素主要包括：家人的情感投入及理解，家庭关系、家庭经济状况，不能重返工作岗位，社会活动空间缩小，与周围同龄人、同学相比有一定的差距等，导致患者社会价值感降低或丧失，使其感到苦恼，产生负罪感。

（三）心理护理措施

1. 术前　重视对术前患者的健康教育和信息支持，有计划、有目的、系统地提供相关信息及有关手术、预后等知识；教会患者精神舒缓的方法；鼓励家人提供支持，合理安排生活；解除患者的后顾之忧，改善心理状态，减少面临手术的焦虑，确保患者顺利接受移植手术。

2. 术后　第一，及时处理术后疼痛、睡眠障碍、情绪烦躁等问题。常用心理护理措施为情绪疏导、合理认知、行为矫正等。第二，提供信息支持。介绍使用免疫抑制剂的作用及副作用、自身情绪变化对机体免疫功能的影响；说明严格探视制度对预防患者交叉感染的重要性，或采用适当措施，保持患者与家人的及时联系，减轻患者的焦虑、紧张及孤独感。第三，强化社会支持。大量研究证实，社会支持能有效缓解移植术后患者的心理压力，提高患者的生活质量。例如，可通过"肾友会"和"肾友之家"对患者进行健康教育、回访服务、肾友联谊活动等，积极诱导患者的健康心理，帮助顺利进行患者角色的转化。

五、肿瘤患者的心理护理

（一）概述

肿瘤是机体在各种致癌因素作用下，局部组织的某一个细胞在基因水平上失去对其生长的正常调控，导致其克隆性异常增生而形成的异常病变。它是一种严重危害人类健康及生命的常见病、多发病，患者常常因情绪低沉、剧烈疼痛、长期慢性消耗而在极度痛苦中走完余生。在我国城市，肿瘤已超过心脑血管疾病而位列人群死亡谱的前列。资料显示：中国恶性肿瘤每年发病例数为一百六十万，死亡例数达一百三十万。平均每五个死亡患者中，就有一人死于恶性肿瘤；每二百个家庭中，就有一个家庭遭受恶性肿瘤发生或死亡的打击。在全球范围内，我国的肿瘤发病率与美国、英国、法国接近，高于多数亚洲国家。近几十年的行为医学研究显示，心理社会因素是恶性肿瘤形成的重要因素之一，恶性肿瘤患者的不良心理行为反应，又会反过来严重影响病情的发展和患者生存期。所以，关注肿瘤患者的心理问题，实施有效的心理护理，对于延长患者的生存期、提高患者生存质量至关重要。

（二）心理特点及影响因素

1. 心理特点　尽管现代医学已对肿瘤的诊断和治疗有了很大的进展，但是，多数肿瘤仍因转移和复发而难以治愈，患者仍因面临死亡威胁而承受着巨大的心理压力。一般情况下，肿瘤患者会呈现四个显著的心理变化期。

（1）恐惧期：情绪休克，是患者得知患病之初的最典型表现。由于多数人认为患肿瘤即等于被判死刑，因而最强烈的心理反应是情绪休克。主要表现为震惊和恐惧，甚至木僵状态。也有患者表现为敌视态度，以发泄内心的恐惧。

（2）怀疑期：否认。当患者从剧烈的冲击中冷静下来时，常借助于否认机制来应对由肿瘤诊断带来的紧张和痛苦。患者一方面表现为恐惧，另一方面又怀疑医院误诊。主要表现为：烦躁、紧张、焦虑，极力否认患病事实，到各大医院重复检查，希望有奇迹发生。

（3）沮丧期：愤怒。当诊断被证实时，患者情绪变得易激惹、愤怒，有时还会有攻击行为；常感叹命运不公，甚至绝望，产生轻生的念头或自杀行为。

（4）适应期：接受。随着时间推移，患者的幻想破灭，不得不接受患病的事实时，情绪会逐渐趋于平静。主要表现为既不痛苦也不害怕，显得十分平静。但多数患者很难恢复到患病前的心境，常进入到慢性的抑郁和痛苦中。

有些患者还可出现强烈的依赖心理。即依赖家属和医护人员，又依赖药物和相关治疗。此外，肿瘤患者的心理可随治疗及病情的变化而变化，采用手术治疗的患者，会表现出手术前后的心理特点；放疗和化疗的患者可由于治疗的毒副作用，而出现痛不欲生等严重的心理反应。

2. 影响因素

（1）对肿瘤的片面认知：由于恶性肿瘤的死亡率较高，人们普遍认为"这是不治之症"，一经确诊，往往会感到即将走到生命尽头，出现恐惧、否认、愤怒、焦虑和抑郁等心理反应。

（2）治疗疗效和预后与期望值间的差异：接受治疗的过程中，病人会对治疗的疗效和预后产生过高的期望，如果治疗效果欠佳，或病情出现反复，病人就会出现抑郁悲伤、焦虑易怒等情绪反应，丧失信心。

（3）对治疗方法缺乏科学认知：放疗、化疗是治疗肿瘤的常用方法，如果病人对放疗、化疗的基本知识缺乏了解，一旦出现副作用，如恶心、呕吐、食欲差等情况，就会加重病人的焦虑、恐惧心理，使免疫功能进一步降低。有的病人治疗后出现形体方面的改变，如脱发、面容浮肿、器官缺损等，病人会为此产生自卑、敏感、回避、自我封闭、自信心不足等性格行为的改变。

（4）医疗费用过高带来的经济压力：手术、化疗或放疗等治疗产生的高额费用，给病人带来巨大的经济压力，造成病人情绪低落、顾虑重重，重则悲观绝望甚至出现自杀企图。

（5）家庭和社会支持缺乏：家庭和社会对肿瘤病人有很重要的支持作用，如果家庭成员不关心、冷漠、甚至遗弃，社会和单位对病人缺乏必要的关怀，则使病人处于无助状态，加重病人的心理负担，造成严重的心理问题。

（三）心理护理措施

诸多研究及临床观察表明，肿瘤患者的心理变化与疾病转归密切相关，及时、恰当的心理护理，可帮助患者尽快适应疾病，减轻心理痛苦，提高生活质量。

1. 慎重告之信息 一旦肿瘤被核实确诊，医生和患者家属就面临是否将诊断结果告诉患者及如何告诉患者的问题。目前，关于此问题国内外学者观点尚不一致，但多数学者主张应在恰当的时机将诊断和治疗计划告诉患者。这一方面维护了患者的权利，体现了对患者的尊重；另一方面，又可帮助患者早了解和接受患病事实，适应患者角色，帮助患者了解治疗过程中可能出现的各种副作用和并发症，以适应和配合治疗。当然，告诉患者诊治情况时，应根据患者的人格特征、应对方式及病情程度，谨慎而灵活地选择时机和方式。

2. 纠正错误认知 研究表明，凡能正确认识肿瘤、保持良好心态的患者，五年生存率明显提高。故应加强肿瘤知识的科学宣教，既不否认肿瘤的危害，又要让患者相信积极的治疗、良好的心态有助于战胜肿瘤，纠正肿瘤患者"谈癌色变"的错误认知，维护积极乐观的情绪，增强疾病康复的信心。

3. 加强情绪疏导 长期的负性情绪，可使机体免疫功能急剧降低，加速肿瘤恶化，而病情恶化又会使情绪进一步恶化，从而形成恶性循环。阻断这种恶性循环的关键在于解决患者的情绪问题。可采取支持性心理治疗、疏泄性心理指导、放松技术、音乐疗法等，帮助患者宣泄压抑的情绪，降低患者的焦虑和恐惧情绪。严重焦虑、恐惧的患者，可适当使用抗焦虑药物治疗。

4. 强化社会支持 以乳腺癌患者为对象的研究发现，得到配偶或知己高质量的情感支持、得到医生支持、积极寻求社会支持以适应疾病等因素能显著影响自然杀伤细胞的活动水平。因此，应鼓励患者保持人际交往，尽可能寻求社会支持资源。尤其是家庭成员的支持，因其最了解患者的性格、心理需求、行为方式及生活习惯，提供的关爱和支持为他人难以替代。

六、传染科患者的心理护理

（一）概述

传染病是由各种病原体引起的能在人与人、动物与动物或人与动物之间相互传播的一类疾病。传染病患者作为传染源可通过直接或间接的途径将病原体传播给他人。患传染病后，患者不仅要忍受疾病带来的痛苦，还要忍受传染病导致的精神需求缺失，如传染病隔离制度限制甚至部分剥夺患者与外界的交往。更让患者难以忍受的是自己成了威胁他人的传染源，因此，这类患者会面临更为特殊的心理应激情境，出现各种心理反应和行为改变，应加强心理护理。

（二）心理特点及影响因素

1. 心理特点

（1）愤懑与恐惧：得知自己患传染病后，患者主要表现为悔恨自己大意，或怨天尤人，憎恨他人将疾病传染给了自己，责怪政府、医疗机构预防工作失职；也有患者因传染病威胁生命，表现的极端恐惧。如，2003 年春季，肆虐全球的传染性强、预后差、致病原因不明的SARS，在人群中引起极大恐慌，相当一部分患者都有不同程度的心理障碍。

（2）孤独自卑：患者一旦进入患者角色，即在心理与行为上与周围人划上一条鸿沟，自我价值感突然降低，感到周围人因怕被传染而疏远自己，自己甚至受到社会的歧视，因而自卑自怜；此外，由于被隔离，患者与外界的交往被限制，因而感到孤独。

（3）回避与敏感：许多患者不愿让周围人知道自己患有传染病，不敢理直气壮地说出自己所患疾病，如，将肺结核说成肺炎、肝炎说成胆囊炎等，害怕他人厌恶自己；此外，患者对周围人的态度和言行也异常敏感，经常将他人的低声谈话理解为议论自己。

2. 影响因素　与传染病患者心理反应相关的主要因素包括疾病特点、患者的认知能力、人格特征、隔离的住院环境等。

（三）心理护理措施

1. 改变认知，调整心态　向患者及其亲属解释所患传染病致病源的性质、传播途径和预防措施。指导患者以科学的态度认识传染病的危害性及隔离的意义，自觉遵守隔离制度，逐渐适应暂时被隔离的生活，积极配合治疗。

2. 加强沟通，减轻孤独　一方面，尽量创造良好的探视条件，适当增加探视次数，不随意中断患者与探视者的交谈，使患者及时得到来自亲友的支持；另一方面，医护人员主动与患者交流，传递安全和能获得救治的信息，减轻患者的孤独。

3. 树立信心，消除沮丧　医护人员应提高专业技术水平，使患者得到良好的照护，产生安全感；告诉患者传染病并不可怕，帮助其树立战胜疾病的信心；尽可能为患者提供舒适的环境，病情许可时，鼓励患者通过看书、听音乐等活动调适自己在医院的生活，放松精神，有序生活，缓解或消除沮丧情绪。

七、临终患者的心理护理

（一）概述

当患者处于生命垂危期，经过积极治疗后仍无生存希望，直至生命结束前的时间称为"临终"阶段。临终患者是指医学上已经判定在当前医学技术水平条件下治愈无望、估计在6 个月内将要死亡的人。无论医学发展到什么水平，总会有人因医治无效而死亡。不管死亡是突然发生，还是久病造成，都会给个体带来躯体和心理的双重痛苦，给患者家属带来沉重的打击。减轻临终患者心理上的痛苦，维护其尊严，让其舒适、宁静地面对死亡，是医护人员的职责所在。因此，掌握临终患者的心理变化，采取有效的心理护理措施至关重要。

（二）心理特点及影响因素

临终关怀学的先驱 Ross K 通过研究，提出临终患者心理发展大体经历五个阶段。

1. 否认期：震惊与否认，是多数患者在得知病情时的最初反应。主要表现：震惊和恐惧，甚至出现木僵状态；极力否认，不敢正视，不能接纳；怀着侥幸心理，四处求医，希望是误诊，听不进对病情的任何解释。其主要原因是对将要面临死亡没有心理准备。此阶段持续时间短暂，可能数小时或几天。

2. 愤怒期：愤怒情绪，患者的主要表现是不满、愤怒、嫉妒。通常将愤怒的情绪迁怒于家属、挚友或医护人员，对周围一切都厌烦，充满敌意，甚至有攻击行为，不配合治疗和护理。愤怒情绪是病情发展与患者愿望之间尖锐矛盾的结果，一方面，病情趋于严重，坏消息被证实，而治疗仍然无效；另一方面，患者有强烈的求生愿望，由此导致患者的愤怒。

3. 妥协期：接受与遵医。在"愤怒"之后，患者开始接受、适应现实，求生欲望增强，积极配合治疗和护理，希望延长生命、减轻痛苦。同时，患者要求得到舒服、周到的护理，希望得到医护人员及家属更精心的照顾和关爱。

4. 抑郁期：抑郁反应。虽然经过与疾病抗争，但病情仍不断恶化，患者日渐衰弱，再加上疾病的折磨、各种检查和治疗带来的痛苦以及经济负担的加重，导致患者抑郁。有的患者表现为沉默寡言，对周围事情漠不关心；有的患者悲哀、哭泣。

5. 接受期：接纳死亡。患者将重要事情安排妥当，表现平静、安宁，对即将发生的死亡能理智对待，以超脱、冷静的态度等待生命终结。

事实上，临终患者的心理反应虽有一定的规律，但也会因时因地因人而异，其影响因素包括疾病程度、患者的年龄、人格特征、家庭的态度、宗教信仰、文化程度，以及个人的经历等，护士在心理护理过程中，应根据患者的具体情况采取最恰当的措施，不能教条地套用某种理论。

（三）心理护理措施

要使患者平静、安详、有尊严地走完人生，除采用生物学方法解除其各种不适症状，特别是疼痛之外，心理护理在其中也占很大的比重。无论患者处于哪个心理反应期，下列几项心理护理措施都是非常有必要的。

1. 心理支持　患者接受现实后，不愿孤独离去，渴望得到医护人员、亲属、朋友的同情、关心和安慰。护士应与患者家属、亲友密切配合，无条件为其提供心理支持，以真挚的情感去关心和体贴患者；倾听诉说，了解其对生与死的态度及当前的想法，并因势利导，循循善诱；尽量帮助患者完成未了的愿望，使患者能时刻感受到周围人的关怀。

2. 情绪疏导　悲观、绝望、恐惧、焦虑和抑郁等负性情绪可使病情恶化，加速死亡。要让患者平静地面对死亡，首先要帮助其树立积极、明确、可实现的目标，如生活目标、护理目标，使患者从实现目标中获得自信，提高临终前的生活质量；其次，运用积极暗示、音乐疗法、注意力转移、宣泄等多种方法，改善患者的负性情绪，使患者安然离开人世。

3. 尊重人格　护士应理解、同情临终患者的求生欲望及一些不合理行为，时刻做到态度自然、语言亲切、耐心诚恳、解释恰当、操作轻柔、工作沉着、处处体现对患者的尊重。

4. 调适家属心理　在护理临终患者的同时，也要重视对其亲属的心理护理。护士应理解和同情患者家属的悲痛心情，通过了解亲属的感受，给他们以心理支持。向他们宣传家属情绪与患者健康的关系，宣传生与死的客观规律，以及临终阶段提高生命质量的重要性。尽量提供他们与患者单独接触的时间，鼓励他们与患者交谈，并交代家属提前准备后事，促进亲属的心理适应，鼓励他们战胜心理危机。

八、疼痛患者的心理护理

（一）概述

疼痛是临床最常见的症状之一，据 WHO 调查统计，全世界每年约有超过 1 亿的新发疼痛患者，我国每年新发疼痛患者也在逐年递增。根据国际疼痛学会的官方定义，疼痛是一种不愉快的感觉和情绪体验，它与实际或潜在的组织伤害有关。即疼痛是一种极其复杂的心理生理现象，既有不适的感知觉，又伴有不愉快的情绪体验。然而，迄今为止，疼痛的实质问题仍未得到确切答案，疼痛问题已经引起全世界的高度重视。了解疼痛患者的心理特点及影响因素，对疼痛患者实施有效的心理护理，有助于提高患者的生活质量。

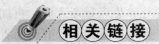

相关链接

世界镇痛日

国际疼痛学会（IASP）将 2004 年 10 月 11 日定为第一个"世界镇痛日"（Global day against pain）；中华医学会疼痛分会将每年的 10 月 11 日-17 日确定为"中国镇痛周"，旨在提高群众对防治疼痛必要性的科学意识。历届世界镇痛日主题如下：

2004 年世界镇痛日主题：免除疼痛是患者的基本权利

2005 年世界镇痛日主题：疼痛无忧，幸福相伴

2006 年世界镇痛日主题：关注老年疼痛

2007 年世界镇痛日主题：关注女性疼痛

2008 年世界镇痛日主题：消除疼痛是基本人权

2009 年世界镇痛日主题：不痛，才能生活得更好

2010 年世界镇痛日主题：关注急性痛

2011 年世界镇痛日主题：关注老年疼痛

2012 年世界镇痛日主题：内脏疼痛

（二）心理特点及影响因素

1. 心理特点　疼痛患者往往存在各种各样的心理问题。据统计，在接受住院治疗的腰痛患者中，70% 患有癔症。这些心理问题又可能反过来加重疼痛，由此形成恶性循环。

（1）焦虑和抑郁：是疼痛患者对痛苦失去控制感时产生的情绪反应。研究发现，40%～60% 的慢性痛患者伴有抑郁症状。疼痛可引起抑郁，抑郁也可引起或加重疼痛，所以，必须对疼痛和抑郁实施同步治疗和护理，才能得到理想效果。临床研究表明，抗抑郁治疗能有效缓解甚至治愈慢性痛。

（2）适应问题：疼痛患者可出现不适应医院环境，难以进入患者角色等问题。

（3）自我评价降低：患者受疼痛的影响，自我评价降低，缺乏战胜疾病的信心和勇气。

2. 影响因素

（1）心理因素：疼痛无法用明确的指标准确测量，对疼痛程度和性质的评价主要依靠语言描述或非语言表达，带有明显的主观性，提示心理因素对疼痛的影响。

认知：疼痛体验的强度并不完全取决于组织损伤的程度，非常重要的影响因素之一是对损伤原因和后果的认知评价。Beecher（1966）报道，第二次世界大战期间受伤的士兵很少诉说疼痛，因为对战士来说，战场上的死里逃生高于一切，疼痛根本不值一提；而对生活在和平环境中的民众来说，受伤可能意味着灾难。因此，同等程度的伤害，两者的疼痛感受会出现显著差异，与士兵不同的是，80%的平民表现出更严重的疼痛感且要求使用止痛药。

注意力：对疼痛的感觉与注意力的指向与集中程度密切相关。对刺激的注意力越强，感觉疼痛越重；分散其注意力，则疼痛减轻。如，当把注意力集中在其他某项任务上时，能减弱对疼痛的感受。

情绪：疼痛常与焦虑、抑郁等情绪相联系。积极的情绪体验可减轻疼痛；消极的情绪可加重疼痛。如焦虑是神经衰弱患者产生头痛的重要原因，抑郁常引起慢性和持续性疼痛。

人格：对疼痛有一定的影响，性格脆弱或敏感的个体，对疼痛的耐受性弱，较弱的刺激既产生强烈的疼痛反应；性格外向、意志坚强的个体，痛阈高，对疼痛的耐受性强。

社会学习：人们对疼痛的感受和反应易受幼年期教育的影响。父母对子女受到轻微伤害时是泰然处之还是过分惊慌，都会影响子女对伤害性刺激的反应强度。

暗示：积极的暗示具有一定的止痛作用。临床上使用安慰剂，或积极的语言暗示，均可起到止痛或缓解疼痛的效果。

（2）社会因素

社会群体：个体的痛觉阈值高低易受社会群体的影响。家人、朋友或团体的过分关注和关心，可强化个体对疼痛的敏感性。

文化背景：不同文化背景下的个体对疼痛的感受和表达存在差异。推崇勇敢和忍耐精神的文化氛围，使个体更善于耐受疼痛；文化教养也会影响个体对疼痛的反应和表达方式。研究发现，疼痛治疗有效者的平均接受教育时间比无效者长约2年。

年龄与性别：就年龄而言，疼痛感受性随年龄增长而发生变化，儿童的疼痛感受性较高，尤其是受到更多关爱的儿童，成年人的疼痛感受性处于稳定水平，老年人对疼痛的感受性又增高；就性别而言，女性对疼痛的敏感性高于男性，疼痛治疗失败者中女性占80%。

（三）心理护理措施

由于疼痛含有心理学成分，心理社会因素对个体的痛阈具有很大影响，因此，除对机体的组织损伤给予有效治疗外，提供心理护理措施对缓解甚至消除患者的疼痛具有良好的效果。

1. 认知疗法　认知对疼痛的影响，并不由认知直接作用于疼痛本身而引起，而是通过改变情绪而发挥作用。对疼痛的认知评价以及应对策略的正确与否都会对疼痛的发生、发展及表现形式产生重大影响。临床证明，凡能纠正患者不合理认知，减轻焦虑、紧张、抑郁、恐惧等负性情绪的心理护理措施，都可有效减轻疼痛。为此，医护人员首先要耐心倾听患者对疼痛的述诉，给他们充分宣泄表达的机会；在充分信任、接纳的基础上，向患者解释疼痛的原因、性质、规律及预后，并以身心统一的观点解释心理因素与疼痛的关系，使患者正确认知疼痛，缓解负性情绪，并进而减缓疼痛。

2. 转移注意力 引导患者摆脱疼痛意境，分散其对疼痛的注意力，减轻对疼痛的感受强度。①视病情程度，鼓励患者从事其感兴趣的活动，使其将注意力集中于该活动，形成疼痛以外的注意点，如看电视、读书看报、愉快交谈等；②为患者实施治疗时，边交谈边进行，转移患者的注意力；③刺激痛区对侧的健康皮肤，分散患者对患处疼痛的注意；④音乐疗法：美的旋律使患者集中于疼痛以外的刺激，达到转移注意力、缓解疼痛的目的。忧郁者，选用欢快、兴奋、旋律流畅的乐曲；情绪不安、烦躁者，可选用悠扬舒展、旋律优美、风格典雅的乐曲。

3. 积极暗示 可消除疼痛，当患者自我暗示："疼痛是机体的保护性反应"、"疼痛说明机体正处于调整状态"、"疼痛感是暂时的，我一定能控制疼痛"时，疼痛感则可减轻。此外，安慰剂、医务人员的权威作用等，均可有效缓解疼痛。这些都是积极暗示的作用。

4. 松弛止痛 放松疗法对缓解疼痛反应具有显著作用，它既可解除全身肌紧张，缓解血管痉挛，又可消除心理恐惧和精神紧张，达到止痛目的。具体操作方法包括：肌肉顺序收缩松弛法、深呼吸、打哈欠、闭目冥思等。

5. 行为训练 疼痛行为可以通过学习发生，也可以通过学习矫正。因此，应消除与疼痛相联系的因素，强化正性行为，鼓励患者参加活动；对于患者的某些不良行为，可采用行为矫正法消除，如系统脱敏法、满灌法、厌恶法、自我控制法等。

九、危机事件后创伤患者的心理护理

（一）概述

危机事件是指人们无法预料或难以预测而突发的带有一定"危险性"的事件，一般具有突发性和紧急性、高度不确定性、影响的社会性和决策的非程序化等特征。常见原因包括：①自然原因：地震、洪水、海啸、火灾、冰灾、滑坡、泥石流等；②社会原因：技术灾害、交通事故、工伤、恐怖事件等。创伤是指机械、化学、物理或生物等因素造成的机体损伤。

现今社会，危机事件造成的不仅仅是物质财产和经济的损失，还会造成躯体创伤、功能障碍，甚至威胁人的生命安全。因而，危机事件已成为重要的公共问题。此外，由于危机事件的不可预测性、不可抗拒性及后果的严重性，使得危机事件成为严重的应激源，导致人们产生各种负性情绪反应。医护人员是危机事件创伤后患者的照护者，担负着患者躯体和心理康复的双重任务，及时对患者心理状态进行准确评估，有助于疏导患者的负性情绪，提供恰当的心理支持，降低心理创伤，恢复心身平衡。

（二）心理特点及影响因素

1. 心理特点

（1）创伤早期患者的心理特点

情绪休克：危机事件的突发性决定患者对躯体创伤没有任何心理准备，无法面对瞬间由健康人变成伤残者的事实，因而易产生"情绪休克"。主要表现为：出乎意料的镇静、冷淡、表情淡漠、言语简单，既不呻吟，亦无主诉，似乎对创伤无动于衷。这是一种心理防御反应，一定程度上对个体具有保护作用，可减少因焦虑、恐惧导致的过度心理反应。但患者的"安静"行为，并不意味着伤势轻，更不意味着没有心理危机。

情绪休克复苏：情绪休克期后，根据可能出现的不同后果，患者可能出现各种不同的心理反应。如，需要截肢的患者，可能抑郁、沮丧、失望、自责自罪；容貌毁损的患者可能出现轻生念头和行为；老年患者对创伤的预后和康复缺乏信心，多表现为迟钝、忧郁、沉默寡言。

（2）创伤康复期患者的心理特点：创伤康复期因具体情况而经历数月、数年乃至更长时间。创伤后不遗留任何躯体功能残障者，因创伤所致的心理失衡大多会随其身体状态的复原得以改善；创伤造成身体功能永久性严重残障者，则可能出现各种不同的心理反应，如自暴自弃，或自卑、自闭，或急于求成。代表性的心理反应主要有以下几种：

病态性依赖心理：指患者对家属过分依赖，情感脆弱，甚至带有幼稚色彩。主要表现：愿意听从指导，接受帮助，不做主观努力；当失去周围人的支持时，会忧郁、自怜、疑心重重。这种心理可能会导致患者功能恢复及适应过程延长，病情慢性化。

继发性获益心理：指因他人肇事而致伤的伤者，易出现因索赔损失而迁延不愈的"赔偿神经症（compensation neurosis）"。如，某位下肢骨折的患者，为获得更多的赔偿，总是主诉疼痛，而且主诉的症状与伤情严重程度明显不符。经过治疗和精心护理，骨折基本愈合后，患者仍坚持卧床，生活也依赖他人照料。这是一种继发性获益心理的表现，如果这种心理不断强化，轻者可使创伤的康复过程明显延长，严重者可发展为终身的"社会心理性残疾综合征"，给家庭、社会带来巨大负担。

创伤后成长（post-traumatic growth，PTG）：是指在与创伤性事件或情境进行抗争后体验到的心理方面的正性变化。创伤后成长受诸多因素影响，如婚姻状况、教育水平、文化与宗教信仰、创伤特征、人格特征、认知变量、社会支持与应对方式等。如，某胸部创伤患者，在创伤修复过程中，接受了积极引导，积极寻求、利用各种社会支持，从创伤中恢复、成长的力量得到强化。在躯体康复的同时，心理也日渐成长，对人生的态度由悲观变得越来越乐观，对未来生活也充满了期盼，甚至在病友沮丧、悲观时，能现身说教，发挥了很好的榜样示范作用。

2. 影响因素

（1）疾病因素：主要包括创伤特点、躯体损伤的程度及伴随症状，既往有无危机事件创伤史、有无合并其他疾病等。

（2）心理因素：主要包括人格特征、对创伤的认知评价、应对方式等。易冲动、耐受性差、自我调节能力差、依赖性强、倾向采取消极应对方式的患者容易出现心理问题。内向型患者更易受危机事件的影响；对危机后创伤事件和现实处境不同的认知评价，也是影响患者心理的因素。

（3）社会因素：社会支持、负性生活事件（如家人离去、婚姻破裂、失去家园等）、医护人员的态度、周围环境中可利用的资源等，都会影响危机事件后创伤患者的心理健康。

（三）心理护理措施

1. 调整认知评价　针对创伤患者早期及康复期出现的各种生理、心理反应，可进行"创伤反应正常化"的心理宣教，告知患者这些反应恰恰是有机体在危机事件发生之后，身体所迸发出的正常的应激反应，是有机体自然的加工过程，是对非正常事件的正常反应，从而调整患者对创伤及创伤后反应的认知评价，学会接受与适应变化。

2. 提供心理支持　经历危机事件后，多数患者需要情感支持和情感宣泄，因此，对患者进行指导、保证、劝解、疏导是心理护理的关键。护士应主动关心陪伴患者，充分尊重、同情、理解患者，鼓励其倾诉，并耐心倾听，接受患者合理的情感和行为宣泄，满足患者被关怀、被理解、被尊重的心理需求。

3. 强化社会支持　患者的康复过程虽然属于其个人行为，但不能脱离家庭成员、朋友、同事的关心、帮助、鼓励和支持，良好的亲情、友情，特别是家庭成员的陪伴和支持可增加患者的安全感和归属感；有助于患者恢复适宜的心理状态。因此，护士要了解患者的社会支持系统，鼓励其主动寻求有效的社会支持，提高社会支持利用度，从而提高社会适应能力，减少患者对自身价值、经济负担诸方面的顾虑。

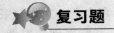 学习小结

本章描述了心理护理的概念、实施形式及基本程序，阐明了不同年龄阶段患者的心理护理，以及九类常见患者的心理护理，分别是慢性患者、急危重症患者、手术患者、移植患者、肿瘤患者、传染科患者、临终患者、疼痛患者、危机事件后创伤患者。

（张银玲）

复习题

1. 病例分析

患者，女，50岁，诊断为高血压。患者非常紧张、焦虑，从书上了解了一些疾病的相关知识，联想到高血压的并发症，因而更加悲观、情绪低落，经常唉声叹气、失眠。经过医护人员的精心治疗和护理，在家人的关心和照顾下，患者的病情最终趋于稳定，但她仍安心于家人的照料和体贴，甚至连吃饭也要家人亲自喂。请为该患者制定一份心理护理方案。

2. 简述心理护理的基本程序。

3. 简述肿瘤患者的心理特点及心理护理。

第十一章

护士心理健康与维护

学习目标 ▮▮

掌握：
1. 护士的工作应激源。
2. 护士心理健康维护的方法。
熟悉：
1. 护士应激反应。
2. 影响护士应激反应的因素。
了解：
护士心理健康状况。

护士是为人类健康服务的特殊职业群体，他们不仅要具有高尚的情操，丰富的专业知识和熟练的操作技能，还要具备健康的心理素质。护士心理素质的高低直接影响护理工作质量和水平，进而影响患者的治疗和康复，同时也影响护士自身的健康。因此，护士职业群体的心理健康与维护不容忽视。

第一节 护士工作应激

护理工作具有较高的应激性，持续高水平应激对护士的心身健康和工作质量有显著的影响。因此，有必要了解护理人员工作应激的特征和规律，掌握控制应激的方法，从而增进护理人员的心身健康，提高护理工作质量。

一、护士工作应激源

护士的工作应激源主要包括以下几方面：

（一）与护理工作性质有关的应激源

首先，由于护理服务对象的特殊性，护士在工作中必须时刻保持高度的警觉状态，以应对患者随时可能会出现的病情变化，确保患者各种需要的满足，促进患者的康复。其次，护理工作具有职业风险性，护士为减少或避免工作中的各种差错事故承受着巨大的压力。长期的高度紧张状态和巨大的职业压力势必会对护士的身心健康产生影响。另外，护理工作的日夜轮班制度打破了护士常规的生活节律，造成长期睡眠不良，也从生理层面上加剧了对护士身心健康的损害。

（二）与护理工作负荷有关的应激源

长期以来，医院护士的编制明显不足，再加上人们对医疗卫生服务的需求日益增加，致使护理工作任务重，倒班频繁，护士往往因超负荷劳动而导致身心疲惫。研究显示，北京某医疗机构医生与护士的比例为1∶0.79，与卫生部要求的1∶2、国际上要求的1∶3的水平相差较远。如果这种状况得不到改善，长期超负荷的工作将会导致护士产生应激反应，影响其身心健康。

（三）与护理工作环境有关的应激源

医院是一个充满焦虑、紧张的工作环境，护士经常处于不良环境的刺激中。如各种细菌、病毒的威胁，各种噪音、异味和污染物的侵害，患者的病容、呻吟对感官的负性刺激，以及患者的濒死状态、死亡现象和生离死别场面，这些都会对护士造成巨大的心灵冲击，不仅可造成直接的即时的心理压力，还会导致后续的继发性应激反应，使护理人员沉重的心情难以释怀。

（四）与护理工作人际关系有关的应激源

护理工作中的人际关系主要包括护士与患者、患者家属、同事、上下级的关系，其中最基本的关系是护患关系。患者及其家属的角色特征决定了他们对病痛难以忍受，对突变难以理解，这些极容易造成患者、家属与医护人员的冲突。复杂的人际关系对护士提出较高要求，对患者心态的把握、沟通的技巧等都会影响和谐关系的建立。工作关系越复杂，角色冲突越明显，应激强度越大。

（五）与社会对护士期望有关的应激源

社会对"白衣天使"的期望高、需求多，对护理工作提出了很高的要求。但是在实际护理工作中，由于护士的短缺和超负荷的工作，面对饱受疾病折磨、心理状态不同、文化层次不同、个性特征不同的患者，护士虽已尽心尽力地工作，但仍难满足他们的所有愿望，由此就会导致社会对"白衣天使"的偏见，忽视护士的努力和辛劳，不承认护士的价值，使护士不能得到充分肯定和补偿，形成心理失落感。再加上护士个人价值在护理工作中体现不足，在社会赞许、工资和奖金等方面缺乏应有的回报，这些都成为导致护士工作应激的因素，使其产生对工作不满意，导致心理压抑、失衡，影响心身健康。

（六）与护士工作-家庭冲突有关的应激源

护士的特殊工作性质，常常会引发工作与家庭照顾的矛盾，成为应激源。有调查显示，临床护士年龄多在20～55岁，未婚女护士约24%，已婚护士占76%。护理工作"三班倒"的工作制度，扰乱护士的生活节奏，没有周末和节假日的规律休息，易造成工作与家庭生活中不同角色转换的冲突。另外，女性在怀孕、生育、抚养孩子等特殊时期得到的照顾是有限的，这既需要护士本人的调节与适应，更需要家人的理解与配合，如果处理不好，无疑会给护士造成很大的精神压力，甚至动摇她们从事护理工作的信心。

二、护士应激反应

护理人员面对高强度的、持久的护理工作应激，如果不能进行积极有效的应对，很可能发生不良的应激反应。护理人员面对职业应激产生的应激反应主要有以下几方面：

1. 生理反应　包括头痛、乏力、心慌、胃肠不适、全身肌肉胀痛等多系统器官组织的主诉和症状。

2. 心理反应　包括焦虑、沮丧、不满、厌倦、心理疲惫、自尊心低、怨恨、冲动、人际关系恶化、抑郁及注意力难以集中等。

3. 行为反应　是指护士过多采用消极的应对方式所导致的行为后果，如频繁地就诊、吸烟、饮酒、使用或滥用麻醉药物或一般药物、饮食过度或厌食、放荡不羁、攻击等，极少数者可出现毁物、自伤、自杀行为。

4. 职业倦怠　护理工作应激过强或过度持久，使个体的体力和脑力消耗过度，超过了个体所能承受的限度，出现"心身耗竭综合征"（burnout syndrome，BS），也称职业倦怠（job burnout）。Maslach 定义职业倦怠是个体在工作中对持续人际应激源的反应所引起的心理综合征，由情感耗竭、人格解体和个人成就感降低三个成分组成。情感耗竭是指个体感到情绪的和生理的资源被掏空耗尽，这是职业倦怠的基本维度和中心品质。人格解体和个人成就感降低组成的反应模式是由各种持续的工作应激源，尤其是工作中的人际应激源所导致的。其结果会对个体造成生理、心理及行为等多方面的消极后果，使个体处于身心衰弱状态。躯体上表现为疲劳、头痛、睡眠问题、胃肠道不适、肌肉疼痛及慢性病等。心理上的痛苦表现为抑郁、焦虑、易激惹、失望无助、自尊心下降等。行为的改变表现为回避朋友、减少社交、与家庭的关系受损，对工作玩世不恭。除此之外，还表现为缺乏动机、不满意感增加、迟到早退、缺勤旷工、工作业绩下降、工作调换频繁，甚至辞职，有的还表现为过度依赖烟酒、咖啡及药物等逃避行为。

护士是职业倦怠的高发群体。Rout 研究发现，普通人群和护士职业倦怠的发生率分别为 0.2% 和 1.1%；日本护士职业倦怠的发生率高达 25.9%；美国有半数以上的护理管理者体验低水平的工作倦怠，1/3 经历高水平的工作倦怠。国内护士职业倦怠感的发生率为 55.1%～59.1%。

三、影响护士应激反应的主要因素

许多因素影响护士的应激反应及其程度，概括起来主要包括护士职业性质、护士工作经历、护士人格特征、护士应对方式、社会支持程度等方面。

（一）护士职业性质

护理工作负荷过重、护理技术操作复杂、劳动强度高、精神负担重、频繁面对极端的工作场面、日常工作涉及复杂的生命伦理问题、护理工作的可控性低等职业特点，造成了护士的长期应激状态。另外，护士的应激反应程度与工作环境中应激源的数量和强度成正相关。如医院内工作护士与社区护士相比工作压力更大；在急诊室、ICU 病房、精神科、儿科和传染科工作的护士比其他普通科室的护士压力更大；担负护士长工作比普通护士压力更大。

（二）护士的工作经历

实习护士因缺乏工作经验和应对复杂工作的能力，容易遭受挫折出现强烈的应激反应；刚参加工作的护士，期望高、信心足，但碰到现实的困难很容易产生负性情绪反应；相反，有经验的护士，面对同样的工作应激源，能有效处理，从容应对，不容易产生应激反应。

（三）护士的人格特征

护士的人格特征对护理工作应激具有一定的调节作用。研究发现，A 型人格、低自尊、神经质、缺乏耐心的护士应激程度较高。人格外倾的护士倾向于寻求新颖变化，对单调重复性的护理工作耐受性较低，较易发生应激反应；而人格内倾的护士倾向于回避变化不定的活动，对单调、重复的护理工作耐受性较高，较少出现应激反应。另外，怯懦、孤僻、狭隘等人格特征，容易使护士在面临压力时不能采取适当的应对策略，容易发生应激反应。

（四）护士的应对方式

研究表明，护士如能够采取积极的应对方式，如主动与别人讨论问题，向他人寻求帮助，着眼于问题的解决，多想事情积极有利的一面，在工作中的应激水平就低；反之，如果总是采取一些消极的应对方式，如回避问题、否认问题的存在、自责、幻想、吸烟酗酒、怨天尤人或者只考虑事物消极的一面，在工作中的应激就高。当然偶尔或暂时采用回避问题、否认问题等应对方式，也会暂时降低应激水平。护士随着工作经验的丰富，会逐渐学会根据不同的应激源采取灵活的应对方式，从而可以有效地降低应激水平。

（五）护士的社会支持

家庭、社会支持在缓解护士工作应激中的作用不容忽视。来自于父母、配偶、恋人、亲戚、朋友等家庭成员的理解、帮助和支持，可以使护士在工作之外得到精神和情绪上的缓冲，享受到家庭的温暖，从而有效减轻护士的应激反应。同样，来自于同事、领导、社会大众对护理工作的理解和支持也对缓解护士的应激反应具有重要作用。同事在一起交流探讨工作，可以帮助护士获得应对各种应激的技巧，得到化解各种矛盾的启示，提高预测应激发生的能力。另外，管理者重视护理工作，有效解决护士工作环境下的工作负荷、人际交往、角色压力、工作控制体验、职业发展、劳动所得等护士的切身问题，无疑对减轻护士工作应激有积极意义。

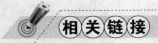 相关链接

工作应激理论

1. **个体-环境匹配理论**　是工作应激研究领域中运用最多、得到最广泛接受的理论之一。该理论认为：引起应激的因素不是单独的环境因素或个人因素，而是个人与环境相联系的结果。工作应激是由于个体能力与工作要求不匹配引起的。个体-环境匹配理论将能够引起应激的工作环境和个人特点结合起来考察，能较全面地解释应激产生的原因。

2. **工作需求-控制模式**　是由 Karasek 在 1979 年提出来的，它也是工作应激研究中应用最广泛的理论之一。该理论认为：有两种工作环境影响了工作者的健康水平和工作质量，它们分别是工作需求和工作控制。工作应激来源于它们两者之间的联合作用或交互作用。工作者在高需求-低控制的工作环境中应激最大，而低需求-高控制的工作环境中应激最小。高需求-高控制的工作是积极的工作，而低需求-低控制的工作是消极的工作。Karasek 和 Theorell（1990）对模型进行了重新定义。他们在模型中加入了社会支持变量，从而形成了工作需求-控制-社会支持模式。这一模型认为，工作者在高需求、低控制、低社会支持的工作环境下，工作应激最大。

第二节　护士心理健康维护

护理工作的服务对象是人，工作任务重，技能要求高，经常要面对身心失衡、求医心切患者的冲动性言行，护士承受着巨大的心理压力。

一、护士心理健康状况

1982 年日本学者稻冈研究发现，25.9% 护士有过度疲劳综合征或职业倦怠，医生、护士同在医院工作，护士发生过度疲劳综合征的概率比医生高。国内学者对护士心理健康状况的研究可概括为以下几个方面：

1. 护士心理健康水平低于国内一般人群　国内很多研究采用了 SCL-90 对护士的心理健康状况进行了调查分析，总体来看，护士的 SCL-90 量表总分及阳性项目高于常模，表明护士的心理健康状况低于全国平均水平。主要表现为躯体化、焦虑、抑郁、强迫、人际关系敏感、敌对等症状。

2. 工作压力大的科室护士心理健康水平低　急诊科、ICU、精神科、儿科等科室的护士长期处于危重病人多、抢救多、变化快、自身工作危险性大的环境，心理健康水平明显低于其他科室护士。

3. 护士心理健康水平有年龄、性别、地域差异　许多研究证实，心理健康水平以中年护士为低；男护士焦虑、抑郁水平较高；工作环境艰苦地区的护士心理健康水平较差。

二、护士心理健康维护

护士的心理健康状况不但影响职业心态，而且直接影响工作质量，因此护士心理健康的维护十分重要。各级医院应建立护士援助计划：首先，针对造成问题的外部应激源进行处理，即减少或消除不适当的管理和环境因素；其次，处理应激所造成的反应，即情绪、行为及生理等方面症状的缓解和疏导；最后，应改变护士个体自身的弱点，即改变不合理的观念、行为模式和生活方式。护士心理健康维护的具体对策如下。

（一）加强护士的社会支持

社会支持不但能对应激状态下的个体提供保护，即对应激起缓冲作用，而且对维持良好情绪具有重要意义。社会支持包括来自家庭和朋友的支持、来自上级领导的认同和鼓励。各级领导应给予护士群体关心和重视，鼓励护士正确面对工作中的问题，以积极乐观的心态适应环境。护士应充分利用社会支持，提高对成功的体验和自我成就感、满足感。新闻媒体的宣传也要间接地发挥社会支持的作用，要广泛宣传护理工作的重要性、科学性、艺术性，报道无私奉献、默默辛劳的护理工作者，大力宣扬典型人物，使公众了解护士行业，形成全社会尊重护士的良好风尚，提高护士的社会地位。

同时，应完善各种管理制度，维持护士的身心健康，促进护理事业的健康发展。如可建立护士心理档案，护理管理者从人力资源管理的角度，对每一位护士的性格特征、心理健康水平、能力、兴趣爱好等进行了解，做到知人善用。

（二）营造人性化工作环境

医院管理者应建立以人为本，积极健康的医院文化，重视和尊重护士。应为护士营造宽松、愉悦、团结、奋进的工作氛围，提供人文关怀；培养缜密、热情、精细、顽强、幽默的工作团队；通过具体的心理减压措施，如定期组织心理健康讲座、野外郊游、文艺表演等，放松心情，缓解压力。

（三）提高护士心理调适能力

提高护士的心理调适能力可从以下几个方面着手：①举办心理学和心理健康教育方面的讲座，对护士进行减压教育，帮助护士采取积极的应对策略来解决其情绪困扰，改变不合理信念；②提高护士自我护理意识，正确对待工作压力；③提高护士感知自我和他人情绪的能力，掌握疏导负性情绪的方法，如有氧运动、听音乐、肌肉放松、散步、看喜剧、打沙包等；④提高护士主动适应社会环境的潜能。在遭遇困境时，能以积极的思考、乐观的心态、丰富的经验支配和控制自己，将增加心理健康的钥匙掌握在自己手中。在遭遇生活事件时，要拓宽应对策略，可采用正面词语法，用"我能行""我一定要"等正面词语自我激励，以积极进取的态度找到解决办法，摆脱消极情绪困扰。

（四）建立心理督导机构

组织心理咨询小组或借助心理咨询机构对护士的心理健康加以维护，采取个人、小组、团体等形式，定期咨询，对突发事件引发的心理危机建立心理干预方案。

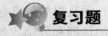 **学习小结**

护士工作应激主要来自六个方面。应激反应主要体现在生理、心理、行为和职业倦怠等方面。影响护士应激反应的主要因素有职业性质、护士工作经历、护士人格特征、护士面对应激时的应对技巧，以及来自家庭、社会的支持。加强护士的社会支持、营造人性化工作环境、提高护士的心理调适能力、建立心理督导机构是维护护士心理健康的有力措施。

（曹卫洁）

复习题

1. 护理工作中常见的应激源有哪些？
2. 护士心理健康维护的具体对策有哪些？

附 录 一

常用的心理测验问卷

艾森克人格问卷（成人版）

指导语：下面将要给你呈现一系列问题，请你回答自己的情况"是"（选①）或"不是"（选②）。这里没有对你不利的题目，答案也无所谓正确与错误。

请尽快回答，不要在每道题目上想很长时间。回答时不要考虑应该怎样，只回答你平时是怎样的。每题都要回答。

①是　②不是　1. 你是否有广泛的爱好？

①是　②不是　2. 在做任何事情之前，你是否都要考虑一番？

①是　②不是　3. 你的情绪时常波动吗？

①是　②不是　4. 当别人做了好事，而周围的人认为是你做的时候，你是否感到洋洋得意？

①是　②不是　5. 你是一个健谈的人吗？

①是　②不是　6. 你曾经无缘无故地觉得自己"可怜"吗？

①是　②不是　7. 你曾经有过贪心使自己多得分外的物质利益吗？

①是　②不是　8. 晚上你是否小心地把门锁好？

①是　②不是　9. 你认为自己活泼吗？

①是　②不是　10. 当你看到小孩（或动物）受折磨时是否感到难受？

①是　②不是　11. 你是否常担心你会说出（或做出）不应该说或做的事？

①是　②不是　12. 若你说过要做某件事，是否不管遇到什么困难都要把它做成？

①是　②不是　13. 在愉快的聚会中你是否通常尽情享受？

①是　②不是　14. 你是一位易激怒的人吗？

①是　②不是　15. 你是否有过自己做错了事反倒责备别人的时候？

①是　②不是　16. 你喜欢会见陌生人吗？

①是　②不是　17. 你是否相信参加储蓄是一种好办法？

①是　②不是　18. 你的感情是否容易受到伤害？

①是　②不是　19. 你是否服用有奇特效果或是有危险性的药物？

①是　②不是　20. 你是否时常感到"极其厌烦"？

①是　②不是　21. 你曾多占多得别人的东西（甚至一针一线）吗？

①是　②不是　22. 如果条件允许，你喜欢经常外出（旅行）吗？

①是　②不是　23. 对你所喜欢的人，你是否为取乐开过过头的玩笑？

①是　②不是　24. 你是否常因"自罪感"而烦恼？

①是　②不是　25. 你是否有时候谈论一些你毫无所知的事情？

①是　②不是　26. 你是否宁愿看些书，而不想去会见别人？

①是　②不是　27. 有坏人想要害你吗？

①是　②不是　28. 你认为自己"神经过敏"吗？

①是　②不是　29. 你的朋友多吗？

①是　②不是　30. 你是个忧虑重重的人吗？

①是　②不是　31. 你在儿童时代是否立即听从大人的吩咐而毫无怨言？

①是　②不是　32. 你是一个无忧无虑逍遥自在的人吗？

①是　②不是　33. 有礼貌爱整洁对你很重要吗？

①是　②不是　34. 你是否担心将会发生可怕的事情？

①是　②不是　35. 在结识新朋友时，你通常是主动的吗？

①是　②不是　36. 你觉得自己是个非常敏感的人吗？

①是　②不是　37. 和别人在一起的时候，你是否不常说话？

①是　②不是　38. 你是否认为结婚是个框框，应该废除？

①是　②不是　39. 你有时有点自吹自擂吗？

①是　②不是　40. 在一个沉闷的场合，你能给大家增添生气吗？

①是　②不是　41. 慢腾腾开车的司机是否使你讨厌？

①是　②不是　42. 你担心自己的健康吗？

①是　②不是　43. 你是否喜欢说笑话和谈论有趣的事情？

①是　②不是　44. 你是否觉得大多数事情对你都是无所谓的？

①是　②不是　45. 你小时候有过对父母鲁莽无礼的行为吗？

①是　②不是　46. 你喜欢和别人打成一片，整天相处在一起吗？

①是　②不是　47. 你失眠吗？

①是　②不是　48. 你饭前必定先洗手吗？

①是　②不是　49. 当别人问你话时，你是否对答如流？

①是　②不是　50. 你是否宁愿有富裕时间喜欢早点动身去赴约会？

①是　②不是　51. 你经常无缘无故感到疲倦和无精打采吗？

①是　②不是　52. 在游戏或打牌时你曾经作弊吗？

①是　②不是　53. 你喜欢紧张的工作吗？

①是　②不是　54. 你时常觉得自己的生活很单调吗？

①是　②不是　55. 你曾经为了自己而利用过别人吗？

①是　②不是　56. 你是否参加的活动太多，已超过自己可能分配的时间？

①是　②不是　57. 是否有那么几个人时常躲着你？

①是　②不是　58. 你是否认为人们为保障自己的将来而精打细算、勤俭节约所费的时间太多了？

①是　②不是　59. 你是否曾想过去死？

①是　②不是　60. 若你确知不会被发现时，你会少付给人家钱吗？

①是　②不是　61. 你能使一个联欢会开得成功吗？

①是　②不是　62. 你是否尽力使自己不粗鲁？

①是　②不是　63. 一件使你为难的事情过去之后，是否使你烦恼好久？

①是　②不是　64. 你曾否坚持要照你的想法去办事？

①是　②不是　65. 当你去乘火车时，你是否最后一分钟到达？

①是　②不是　66. 你是否容易紧张？

①是　②不是　67. 你常感到寂寞吗？

①是　②不是　68. 你的言行总是一致吗？

①是　②不是　69. 你有时喜欢玩弄动物吗？

①是　②不是　70. 有人对你或你的工作吹毛求疵时，是否容易伤害你的积极性？

①是　②不是　71. 你去赴约会或上班时，曾否迟到？

①是　②不是　72. 你是否喜欢在你的周围有许多热闹和高兴的事？

①是　②不是　73. 你愿意让别人怕你吗？

①是　②不是　74. 你是否有时兴致勃勃，有时却很懒散不想动弹？

①是　②不是　75. 你有时会把今天应该做的事拖到明天吗？

①是　②不是　76. 别人是否认为你是生气勃勃的？

①是　②不是　77. 别人是否对你说过许多谎话？

①是　②不是　78. 你是否对有些事情易性急生气？

①是　②不是　79. 若你犯有错误你是否愿意承认？

①是　②不是　80. 你是一个整洁严谨、有条不紊的人吗？

①是　②不是　81. 在公园里或马路上，你是否总是把果皮或废纸扔到垃圾箱里？

①是　②不是　82. 遇到为难的事情你是否拿不定主意？

①是　②不是　83. 你是否有过随口骂人的时候？

①是　②不是　84. 若你乘车或坐飞机外出时，你是否担心会碰撞或出意外？

①是　②不是　85. 你是一个爱交往的人吗？

90 项症状自评量表（SCL-90）

指导语：以下列出了有些人可能有的病痛或问题，请仔细阅读每一条，然后根据最近一周内（或过去一段时间）下列问题影响你或使你感到苦恼的程度，选择对应的数值。请不要漏掉问题。

1. 头痛　　　　　　　　　　　　　　①从无　②轻度　③中度　④偏重　⑤严重

2. 神经过敏，心中不踏实　　　　　①从无　②轻度　③中度　④偏重　⑤严重

3. 头脑中有不必要的想法或字句盘旋　①从无　②轻度　③中度　④偏重　⑤严重

4. 头昏或昏倒　　　　　　　　　　①从无　②轻度　③中度　④偏重　⑤严重

5. 对异性的兴趣减退　　　　　　　①从无　②轻度　③中度　④偏重　⑤严重

6. 对旁人责备求全　　　　　　　　①从无　②轻度　③中度　④偏重　⑤严重

7. 感到别人能控制你的思想　　　　①从无　②轻度　③中度　④偏重　⑤严重

8. 责怪别人制造麻烦　　　　　　　①从无　②轻度　③中度　④偏重　⑤严重

9. 忘性大　　　　　　　　　　　　①从无　②轻度　③中度　④偏重　⑤严重

10. 担心自己的衣饰整齐及仪态的端正　①从无　②轻度　③中度　④偏重　⑤严重

11. 容易烦恼和激动　　　　　　　　①从无　②轻度　③中度　④偏重　⑤严重

12. 胸痛　　　　　　　　　　　　　①从无　②轻度　③中度　④偏重　⑤严重

13. 害怕空旷的场所或街道　　　　　①从无　②轻度　③中度　④偏重　⑤严重

14. 感到自己的精力下降，活动减慢　①从无　②轻度　③中度　④偏重　⑤严重

15. 想结束自己的生命　　　　　　　①从无　②轻度　③中度　④偏重　⑤严重

16. 听到旁人听不到的声音　　　　　①从无　②轻度　③中度　④偏重　⑤严重

17. 发抖　　　　　　　　　　　　　①从无　②轻度　③中度　④偏重　⑤严重

18. 感到大多数人都不可信任　　　　①从无　②轻度　③中度　④偏重　⑤严重

19. 胃口不好　　　　　　　　　　　①从无　②轻度　③中度　④偏重　⑤严重

20. 容易哭泣 　　　　　　　　　　　①从无　②轻度　③中度　④偏重　⑤严重

21. 同异性相处时感到害羞不自在 　　①从无　②轻度　③中度　④偏重　⑤严重

22. 感到受骗，中了圈套或有人想抓住你 ①从无　②轻度　③中度　④偏重　⑤严重

23. 无缘无故地突然感到害怕 　　　　①从无　②轻度　③中度　④偏重　⑤严重

24. 自己不能控制地大发脾气 　　　　①从无　②轻度　③中度　④偏重　⑤严重

25. 怕单独出门 　　　　　　　　　　①从无　②轻度　③中度　④偏重　⑤严重

26. 经常责怪自己 　　　　　　　　　①从无　②轻度　③中度　④偏重　⑤严重

27. 腰痛 　　　　　　　　　　　　　①从无　②轻度　③中度　④偏重　⑤严重

28. 感到难以完成任务 　　　　　　　①从无　②轻度　③中度　④偏重　⑤严重

29. 感到孤独 　　　　　　　　　　　①从无　②轻度　③中度　④偏重　⑤严重

30. 感到苦闷 　　　　　　　　　　　①从无　②轻度　③中度　④偏重　⑤严重

31. 过分担忧 　　　　　　　　　　　①从无　②轻度　③中度　④偏重　⑤严重

32. 对事物不感兴趣 　　　　　　　　①从无　②轻度　③中度　④偏重　⑤严重

33. 感到害怕 　　　　　　　　　　　①从无　②轻度　③中度　④偏重　⑤严重

34. 你的感情容易受到伤害 　　　　　①从无　②轻度　③中度　④偏重　⑤严重

35. 旁人能知道你的私下想法 　　　　①从无　②轻度　③中度　④偏重　⑤严重

36. 感到别人不理解你，不同情你 　　①从无　②轻度　③中度　④偏重　⑤严重

37. 感到人们对你不友好，不喜欢你 　①从无　②轻度　③中度　④偏重　⑤严重

38. 做事必须做得很慢以保证做得正确 ①从无　②轻度　③中度　④偏重　⑤严重

39. 心跳得很厉害 　　　　　　　　　①从无　②轻度　③中度　④偏重　⑤严重

40. 恶心或胃部不舒服 　　　　　　　①从无　②轻度　③中度　④偏重　⑤严重

41. 感到比不上他人 　　　　　　　　①从无　②轻度　③中度　④偏重　⑤严重

42. 肌肉酸痛 　　　　　　　　　　　①从无　②轻度　③中度　④偏重　⑤严重

43. 感到有人在监视你，谈论你 　　　①从无　②轻度　③中度　④偏重　⑤严重

44. 难以入睡 　　　　　　　　　　　①从无　②轻度　③中度　④偏重　⑤严重

45. 做事必须反复检查 　　　　　　　①从无　②轻度　③中度　④偏重　⑤严重

46. 难以作出决定 　　　　　　　　　①从无　②轻度　③中度　④偏重　⑤严重

47. 怕乘电车、公共汽车、地铁或火车 ①从无　②轻度　③中度　④偏重　⑤严重

48. 呼吸有困难 　　　　　　　　　　①从无　②轻度　③中度　④偏重　⑤严重

49. 一阵阵发冷或发热 　　　　　　　①从无　②轻度　③中度　④偏重　⑤严重

50. 因为感到害怕而避开某些东西、场合或活动　①从无　②轻度　③中度　④偏重　⑤严重

51. 脑子变空了　①从无　②轻度　③中度　④偏重　⑤严重
52. 身体发麻或刺痛　①从无　②轻度　③中度　④偏重　⑤严重
53. 喉咙有梗塞感　①从无　②轻度　③中度　④偏重　⑤严重
54. 感到前途没有希望　①从无　②轻度　③中度　④偏重　⑤严重
55. 不能集中注意力　①从无　②轻度　③中度　④偏重　⑤严重

56. 感到身体的某一部分软弱无力　①从无　②轻度　③中度　④偏重　⑤严重
57. 感到紧张或容易紧张　①从无　②轻度　③中度　④偏重　⑤严重
58. 感到手或脚发重　①从无　②轻度　③中度　④偏重　⑤严重
59. 想到死亡的事　①从无　②轻度　③中度　④偏重　⑤严重
60. 吃得太多　①从无　②轻度　③中度　④偏重　⑤严重

61. 当别人看着你或谈论你时感到不自在　①从无　②轻度　③中度　④偏重　⑤严重
62. 有一些不属于你自己的想法　①从无　②轻度　③中度　④偏重　⑤严重
63. 有想打人或伤害他人的冲动　①从无　②轻度　③中度　④偏重　⑤严重
64. 醒得太早　①从无　②轻度　③中度　④偏重　⑤严重
65. 必须反复洗手，点数目或触摸某些东西　①从无　②轻度　③中度　④偏重　⑤严重

66. 睡得不稳不深　①从无　②轻度　③中度　④偏重　⑤严重
67. 有想摔坏或破坏东西的冲动　①从无　②轻度　③中度　④偏重　⑤严重
68. 有一些别人没有的想法或念头　①从无　②轻度　③中度　④偏重　⑤严重
69. 感到对别人神经过敏　①从无　②轻度　③中度　④偏重　⑤严重
70. 在商店或电影院等人多的地方感到不自在　①从无　②轻度　③中度　④偏重　⑤严重

71. 感到任何事情都很困难　①从无　②轻度　③中度　④偏重　⑤严重
72. 一阵阵恐惧或惊恐　①从无　②轻度　③中度　④偏重　⑤严重
73. 感到在公共场合吃东西很不舒服　①从无　②轻度　③中度　④偏重　⑤严重
74. 经常与人争论　①从无　②轻度　③中度　④偏重　⑤严重
75. 单独一人时神经很紧张　①从无　②轻度　③中度　④偏重　⑤严重

76. 别人对你的成绩没有作出恰当的评价　①从无　②轻度　③中度　④偏重　⑤严重
77. 即使和别人在一起也感到孤单　①从无　②轻度　③中度　④偏重　⑤严重

78. 感到坐立不安心神不定　①从无　②轻度　③中度　④偏重　⑤严重
79. 感到自己没有什么价值　①从无　②轻度　③中度　④偏重　⑤严重
80. 感到熟悉的东西变成陌生或不像是　①从无　②轻度　③中度　④偏重　⑤严重
真的

81. 大叫或摔东西　①从无　②轻度　③中度　④偏重　⑤严重
82. 害怕会在公共场合昏倒　①从无　②轻度　③中度　④偏重　⑤严重
83. 感到别人想占你的便宜　①从无　②轻度　③中度　④偏重　⑤严重
84. 为一些与性有关的想法而很苦恼　①从无　②轻度　③中度　④偏重　⑤严重
85. 你认为应该为自己的过错而受到惩罚　①从无　②轻度　③中度　④偏重　⑤严重

86. 感到要很快把事情做完　①从无　②轻度　③中度　④偏重　⑤严重
87. 感到自己的身体有严重问题　①从无　②轻度　③中度　④偏重　⑤严重
88. 从未感到和其他人很亲近　①从无　②轻度　③中度　④偏重　⑤严重
89. 感到自己有罪　①从无　②轻度　③中度　④偏重　⑤严重
90. 感到自己的脑子有毛病　①从无　②轻度　③中度　④偏重　⑤严重

焦虑自评量表

指导语：下面有20条文字，请仔细阅读每一条，把意思弄明白，然后根据您最近一星期的实际感觉，在适当的方格里划一个勾。每一条文字后有四个方格，表示：A 没有或很少时间；B 少部分时间；C 相当多时间；D 绝大部分或全部时间。

　　　　　　　　　　　　　　　　　　　A　B　C　D

1. 我觉得比平常容易紧张或着急　□　□　□　□
2. 我无缘无故地感到害怕　□　□　□　□
3. 我容易心理烦乱或觉得惊恐　□　□　□　□
4. 我觉得我可能将要发疯　□　□　□　□
5. 我觉得一切都很好，也不会发生什么不幸　□　□　□　□
6. 我手脚发抖打颤　□　□　□　□
7. 我因为头痛、颈痛和背痛而苦恼　□　□　□　□
8. 我感觉容易衰弱和疲乏　□　□　□　□
9. 我觉得容易心平气和，并且容易安静坐着　□　□　□　□
10. 我觉得心跳得很快　□　□　□　□
11. 我因为一阵阵头晕而苦恼　□　□　□　□
12. 我有晕倒发作，或觉得要晕倒似的　□　□　□　□
13. 我吸气呼气都感到很容易　□　□　□　□

14. 我的手脚麻木和刺痛　□　□　□　□

15. 我因为胃痛和消化不良而苦恼　□　□　□　□

16. 我常常要小便　□　□　□　□

17. 我的手脚常常是干燥温暖的　□　□　□　□

18. 我脸红发热　□　□　□　□

19. 我容易入睡并且一夜睡得很好　□　□　□　□

20. 我做噩梦　□　□　□　□

抑郁自评量表

指导语：下面有 20 条文字，请仔细阅读每一条，把意思弄明白，然后根据您最近一星期的实际感觉，在适当的方格里划一个勾。每一条文字后有四个方格，表示：A 没有或很少时间；B 少部分时间；C 相当多时间；D 绝大部分或全部时间。

	A	B	C	D
1. 我觉得闷闷不乐，情绪低沉	□	□	□	□
2. 我觉得一天之中早晨最好	□	□	□	□
3. 我一阵阵哭出来或觉得想哭	□	□	□	□
4. 我晚上睡眠不好	□	□	□	□
5. 我吃得跟平常一样多	□	□	□	□
6. 我与异性密切接触时和以往一样感到愉快	□	□	□	□
7. 我发觉我的体重在下降	□	□	□	□
8. 我有便秘的苦恼	□	□	□	□
9. 我心跳比平时快	□	□	□	□
10. 我无缘无故地感到疲乏	□	□	□	□
11. 我的头脑跟平常一样清楚	□	□	□	□
12. 我觉得经常做的事情并没有困难	□	□	□	□
13. 我觉得不安而平静不下来	□	□	□	□
14. 我对将来抱有希望	□	□	□	□
15. 我比平常容易生气激动	□	□	□	□
16. 我觉得作出决定是容易的	□	□	□	□
17. 我觉得自己是个有用的人，有人需要我	□	□	□	□
18. 我的生活过得很有意思	□	□	□	□
19. 我认为如果我死了别人会生活得好些	□	□	□	□
20. 平常感兴趣的事我仍然照样感兴趣	□	□	□	□

附 录 二

各章参考答案

第 一 章

1. 护理心理学是研究护理对象和护理人员的心理活动发生、发展及其变化规律的学科，是护理学和心理学相交叉而产生的一门应用学科。

2. 护理心理学的研究任务包括以下几方面：

（1）研究心身交互作用对健康的影响。

（2）研究患者的心理特点。

（3）研究评估与干预病人心理活动的理论与技术。

（4）研究护理人员的职业心理素质。

3. 分析思路：护理心理学相关的心理学理论包括精神分析理论、行为主义理论、人本主义理论和认知理论。

第 二 章

1. 心理是脑的机能，是脑对客观现实的主观能动的反应。举例：略。

2. 分析思路：可先列举各个认知过程的概念，从概念和特点中进行比较。具体参见相应知识点。

3. 略。

第 三 章

1. 健康，不仅仅是没有疾病和身体的虚弱现象，而是一种在身体上、心理上和社会上的完满状态。心理健康就是以积极的、有效的心理活动，平稳的、正常的心理状态，对当前和发展着的社会、自然环境以及自我内环境的变化具有良好的适应功能，并由此不断地发展健全的人格，提高生活质量，保持旺盛的精力和愉快的情绪。

2. （Mittelman，1951）提出的心理健康十条标准：①有充分的自我安全感；②能充分了解自己，并能恰当估价自己的能力；③生活理想切合实际；④不脱离周围现实环境；⑤能保持人格的完整与和谐；⑥善于从经验中学习；⑦能保持良好的人际关系；⑧能适度地宣泄情绪和控制情绪；⑨在符合团体要求的前提下，能有限度地发挥个性；⑩在不违背社会规范的前提下，能适当地满足个人的基本需求。

我国学者提出的心理健康标准，包括如下内容：①智力正常；②情绪良好；③人际和谐；④适应环境；⑤人格完整。

3. 青少年阶段的心理健康维护：①发展良好的自我意识；②保持情绪稳定；③预防性意识困扰；④消除心理代沟。

第 四 章

1. 应激是个体"察觉"各种刺激对其生理、心理及社会系统威胁时的整体现象，所引起的反应可以是适应或适应不良。应激源指能够引起个体产生应激的各种刺激。应对又称应对策略或应付，是个体对应激源以及因应激源而出现的自身不平衡状态所采取的认知和行为措施。

2. 分析思路：①认知评价不一样；②应对方式不一样；③社会支持不一样；④人格特征不一样。

3. 分析思路

（1）应激的生理反应：①应激反应的心理-神经中介途径；②应激反应的心理-神经-内分泌中介途径；③应激反应的心理-神经-免疫中介途径。

（2）应激的心理反应：①认知反应；②情绪反应。

（3）应激的行为反应：①逃避与回避；②退化与依赖；③敌对与攻击；④无助与自怜；⑤物质滥用。

第 五 章

1. 心身疾病是指心理社会因素在疾病发生、发展过程中起重要作用的躯体器质性疾病和躯体功能性障碍。

理解心身疾病的概念需要注意以下几方面：①生物或躯体因素是心身疾病发生和发展的基础，心理社会应激往往起到"扳机"的作用；②个性特征与某些心身疾病密切相关；③心理社会因素在疾病的发生、发展及预后中起重要的作用；④以躯体的功能性或器质性病变为主，一般有比较明确的病理生理过程；⑤心身疾病通常发生在自主神经系统支配的器官上；⑥同一病人可有几种心身疾病存在或交替发生；⑦病人常有相同或类似的家族史；⑧疾病经常有缓解和反复发作的倾向。

2. 略。

第 六 章

1. 焦虑障碍的临床表现及干预方法：

（1）临床表现：有广泛性焦虑障碍和惊恐障碍两种形式。广泛性焦虑障碍临床上表现为经常或持续的对未来的紧张不安，或对现实生活中的某些问题的过分担心与烦恼。患者无根据无目标的提心吊胆，惶惶不可终日，常伴发心慌、气促、疼痛等躯体症状。惊恐障碍常为没有明显诱因的突然发作，患者出现莫名的担心害怕，常伴有濒死感，临床上表现为呼吸困难、心悸、喉部梗死、震颤、恶心、四肢发麻，有大祸临头之感。

（2）干预方法：焦虑性障碍的干预，应包括预防和治疗两个主要环节。首先，要在社区服务中心或心理咨询门诊开展心理健康的宣教，积极开展健康促进工作，争取在焦虑性障碍的形成期就进行早期干预，防微杜渐。其次，根据焦虑性障碍的病程和严重程度，在配合药物治疗的基础上，针对性采取心理干预的方法，如支持疗法、精神分析疗法、行为疗法、放松疗法等。

2. 人格障碍的常见种类有：①偏执型人格障碍；②分裂样人格障碍；③反社会性人格障碍；④冲动性人格障碍；⑤表演性（癔症性）人格障碍；⑥强迫型人格障碍；⑦焦虑型人格障碍。

第 七 章

1. 在护理工作中主要有以下几方面的功能：

（1）筛选干预对象：包括甄别重度心理危机、区分心理干预等级；

（2）提供干预依据；

（3）评估干预效果。

举例：略。

2. 在设计行为观察方案时，应科学设计以下几个方面的内容：观察的目标行为、观察情境、观察时间、观察资料的记录等，才能保证观察结果的科学性和客观性。举例：略。

3. 开放式提问：常常以"什么""怎样""为什么"开头，没有固定的答案，可以让病人在一定范围内自由回答。如"能告诉我就诊的原因吗？"开放式提问可以促进病人的自我认识、自我分析，可以帮助医护人员获得病人更多、更全面的资料。封闭式提问：多以"有没有""要不要""是不是"开头，可以简单用"是或否"回答。这种提问通常可以将资料条理化，澄清事实，缩小讨论范围。一般而言，护理工作中的访谈多采用开放式的提问，适当情况下结合封闭式提问进行。

结合实际：略。

第 八 章

1. 支持疗法的常用技术包括倾听、共情、鼓励、解释、积极语言技巧。举例：略。

2. 系统脱敏疗法的原理为：放松状态与焦虑是两个对抗的过程，两者相互抑制，即交互抑制。系统脱敏法就是让一个可以引起轻微焦虑的刺激，在病人面前反复暴露，同时让病人通过全身放松予以对抗，从而使这一刺激逐渐失去引起焦虑的作用。系统脱敏疗法一般分三个步骤：①评定焦虑等级；②肌肉放松训练；③脱敏过程。

第 九 章

1. 临床中，患者角色模式的常见表现：①患者角色缺如；②患者角色冲突；③患者角色减退；④患者角色强化。

2. 患者常见的心理需要

（1）需要尊重：护理人员在进行护理时应该注意做好沟通解释工作，保护患者的隐私，充分尊重患者，避免那些可能伤害他们自尊心的行为，如以床号代替姓名称呼患者，在公开场合议论患者的隐私，治疗护理过程对患者过多的暴露等。

（2）需要接纳和关心：护理人员需要和患者建立良好的护患关系，接纳患者，通过建立诸如患者俱乐部等途径满足患者的归属需要。

（3）需要信息：护理人员需要了解不同的患者在不同疾病阶段中最需要的信息，及时提供有关疾病的信息与健康教育。如对新患者要主动进行院规介绍，介绍有关制度，告知周围环境和设施，让患者心理上尽快适应住院环境；治疗过程中，允许并鼓励患者参与治疗护理决策，充分调动患者的社会支持系统，使患者能主动、积极配合治疗和护理，促进康复。

（4）需要安全：患者担心疾病的发展和预后而寻求医护人员的帮助，但同时患者又担心治疗、护理、检查过程中存在潜在的危险。因此，为了满足患者的这种需要，医护人员必须保持严谨、有序的工作态度和高水平的医疗和护理服务。

（5）需要和谐环境、适度活动与刺激：护理人员应根据患者病情和病房的客观条件，适当安排有新鲜感的活动，使病房变得具有一定的生活气息，不仅能为患者解除忧虑，而且可使患者积极乐观起来。如读报、下棋、看电视、听音乐及开展一些趣味性活动、健康讲座等，丰富患者的文化娱乐生活，改善患者的精神状态。还可以组织康复期患者参与社会的一些公益性活动，既可满足其接受新鲜刺激的需要，又可为其重返社会做好心理准备。

第 十 章

1. 分析心理特点：紧张焦虑、抑郁、角色强化。心理护理措施：提高疾病适应性；提供心理支持；情绪疏导；社会支持；认知调整。

2. 心理护理的基本程序：心理社会评估；心理问题诊断；计划与实施；效果评价。

3. 肿瘤患者的心理特点：情绪休克；否认；愤怒；接受。肿瘤患者的心理护理措施：慎重告之信息；纠正错误认知；加强情绪疏导；强化社会支持。

第 十 一 章

1. 护理工作中常见的应激源：①与护理工作性质有关的应激源；②与护理工作负荷有关的应激源；③与护理工作环境有关的应激源；④与护理工作中人际关系有关的应激源；⑤与社会对护士期望有关的应激源；⑥与护士工作-家庭冲突有关的应激源。

2. 加强护士的社会支持、营造人性化工作环境、提高护士的心理调适能力、建立心理督导机构是维护护士心理健康的有力措施。

参 考 文 献

1. 姜乾金. 医学心理学. 第 2 版. 北京：人民卫生出版社，2010.
2. 曹枫林. 护理心理学. 北京：人民卫生出版社，2009.
3. 周郁秋. 护理心理学. 第 2 版. 北京：人民卫生出版社，2007.
4. 曹枫林. 护理心理学. 第 2 版. 北京：人民卫生出版社，2007.
5. 杨艳杰. 护理心理学. 第 3 版. 北京：人民卫生出版社，2012.
6. 姜乾金. 护理心理学. 杭州：浙江大学出版社，2006.
7. Dennis Coon, John O. Mitterer. 心理学导论. 第 11 版. 郑刚译. 北京：中国轻工业出版社，2007.
8. Philip G. Zimbardo, Robert L. Johnson, Ann L. Weber. 普通心理学. 第 5 版. 王佳艺译. 北京：中国人民大学出版社，2008.
9. 钱明. 护理心理学. 北京：人民军医出版社，2007.
10. 叶奕乾，孔克勤. 个性心理学. 第 3 版. 上海：华东师范大学出版社，2011.
11. 郑雪. 人格心理学. 广州：暨南大学出版社，2001.
12. 姚树桥，孙学礼. 医学心理学. 第 5 版. 北京：人民卫生出版社，2009.
13. 吴斌. 护理心理学. 合肥：安徽大学出版社，2011.
14. 罗伯特·费尔德曼. 发展心理学——人的毕生发展. 第 4 版. 北京：世界图书出版公司，2012.
15. David R. Shaffer. 发展心理学——儿童与青少年. 北京：中国轻工业出版社，2007.
16. 姜乾金. 医学心理学. 北京：人民卫生出版社，2010.
17. 张厚粲. 实用心理评估. 北京：中国轻工业出版社，2005.
18. Keith Nichols. 临床心理护理指南. 刘晓虹译. 北京：中国轻工业出版社，2007
19. 娄凤兰，曹枫林，张澜主. 护理心理学. 北京：北京大学医学出版社，2006.
20. 姜乾金. 医学心理学. 北京：人民卫生出版社，2005.
21. 李心天，岳文浩. 医学心理学. 北京：人民军医出版社，2009.
22. 马存根. 医学心理学. 北京：人民卫生出版社，2009.
23. Edward P. Sarafino. 健康心理学. 胡佩诚译. 北京：中国轻工业出版社，2006.
24. 戴晓阳. 护理心理学. 北京：人民卫生出版社，2000.
25. 韩继明. 护理心理学. 北京：清华大学出版社，2006.
26. 陈军. 心理学基础. 西安：第四军医大学出版社，2007.